योग

(सभी के लिए योग–आयुर्वेद का चरणबद्ध मार्गदर्शन)

संपादकः
प्रो. महेश प्रसाद सिलोड़ी

लेखकः
डॉ. रमेश कुमार
डॉ. बी.एस.शर्मा
आचार्य योगेश कुमार

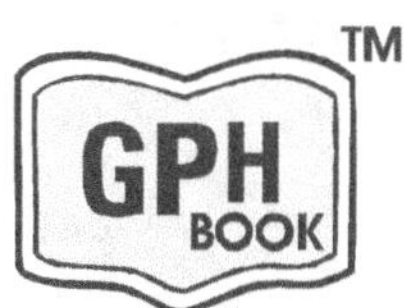

गुल्लीबाबा पब्लिशिंग हाउस प्रा. लि.
आई.एस.ओ. 9001 एवं आई.एस.ओ. 14001 प्रमाणित कं.
दिल्ली–त्रिनगर एवं दिल्ली–दरियागंज से प्रकाशित

प्रकाशक

गुल्लीबाबा पब्लिशिंग हाउस (प्रा.) लिमिटेड,

पंजीकृत कार्यालयः 2525/193, प्रथम तल, ओंकार नगर-ए त्रिनगर,

दिल्ली-110035, (कन्हैया नगर मेट्रो से ओल्ड बस स्टैंड की तरफ)

दूरभाष: 09350849407, 09312235086

शाखा कार्यालयः 1A/2A, 20, हरि सदन, अंसारी रोड, दरियागंज,

नई दिल्ली-110002, दूरभाष: 23289034

के साथ विश्वसनीय व्यवस्था के अंतर्गत प्रकाशित

पहला संस्करण : 2016

ISBN : 978-93-85533-07-5

टाइपसेट और आवरण सज्जा : गुल्लीबाबा पब्लिशिंग हाउस प्राइवेट लिमिटेड, नई दिल्ली

मुद्रण : अनीस प्रिंटर्स, दिल्ली

आभार

हम उस परमदेव सच्चिदानंद स्वरूप परमेश्वर की असीम अनुकंपा के आभारी हैं जिसकी शक्ति ने हमें अपने प्राचीन ऋषि-मुनियों, योग एवं आयुर्वेद के मनीषियों द्वारा मानव-कल्याण के निमित्त निःस्वार्थ भाव से सृजित आयुर्वेदिक ग्रंथों के आधार पर यह पुस्तक 'योग (सभी के लिए योग–आयुर्वेद का चरणबद्ध मार्गदर्शन)' मानव समाज के सम्मुख प्रस्तुत करने में समर्थ बनाया। इन शुभकामनाओं के साथ हमने यह पुस्तक आपके सामने प्रस्तुत करने का प्रयास किया है कि इसमें दी गई योग-विधियों एवं आयुर्वेदिक औषधियों का प्रयोग करके आप सभी स्वस्थ रहकर अपने धर्म, अर्थ, काम और मोक्ष रूपी पुरुषार्थ चतुष्टय को प्राप्त करें। आप सबके लिए हमारी यही शुभकामनाएँ हैं।

हम आभारी हैं श्री दिनेश वर्मा जी (निदेशक, गुल्लीबाबा पब्लिशिंग हाउस प्रा. लि., त्रिनगर, दिल्ली) के जिन्होंने जन-कल्याण की भावना से हमें योग एवं आयुर्वेद के ऊपर यह दुर्लभ पुस्तक प्रकाशित करने के लिए प्रेरित किया तथा इसके प्रकाशन में भरपूर सहयोग प्रदान किया।

अंत में हम गुल्लीबाबा पब्लिशिंग हाउस प्रा.लि., त्रिनगर, दिल्ली, के समस्त कर्मचारियों का भी हृदय से आभार व्यक्त करते हैं, जिन्होंने अपने अथक परिश्रम से इस पुस्तक को एक सुंदर व सार्थक रूप प्रदान किया।

लेखकगण
डॉ. रमेश कुमार
डॉ. बी.एस.शर्मा
आचार्य योगेश कुमार

लेखक की कलम से...
आपकी काया – योग और संयम

शारीरिक स्वास्थ्य का महत्त्व आदि काल से सर्वविदित है। इस बारे में कहा भी जाता है कि 'पहला सुख निरोगी काया', और काया निरोगी तभी हो सकती है, जब आप अपनी काया को स्वास्थ्यप्रद योगाभ्यास के साँचे में ढाल लें। शरीर विज्ञान एवं योग के महानतम विद्वानों में से एक तथा महान भारतीय दार्शनिक महर्षि पतंजलि ने मानव जीवन की सफलता के रहस्य को उद्घाटित करते हुए कहा है, "जब आप कोई महान उद्देश्य, कोई असाधारण योजना लेकर चलते हैं, तो आपके विचार सारे बंधन तोड़ देते हैं, आपका मस्तिष्क सारी सीमाएँ लाँघ जाता है, आपकी चेतना हर दिशा में फैलने लगती है, और आप खुद को एक महान और विस्मयकारी दुनिया में पाते हैं। सुप्त शक्तियाँ, विशिष्ट गुण और प्रतिभाएँ जीवित हो उठती हैं। आप स्वयं को एक अधिकतम ज्येष्ठ व श्रेष्ठ व्यक्तित्व के रूप में पाते हैं, इतना बड़ा रूप जिसका आपने कभी सपना तक नहीं देखा होता है।"

इस पुस्तक के माध्यम से जो महत्त्वपूर्ण कार्यक्रम आपके समक्ष प्रस्तुत किया जा रहा है, उसका एक-एक अध्याय अत्यंत महत्त्वपूर्ण है, अतः दिन-प्रतिदिन इसमें दिए गए नियमों का पालन करें तथा एक भी दिन छोड़ें नहीं। कुछ दिन बड़ी मुश्किल से गुजरेंगे। ऐसे निराशा भरे दिनों में नियमों के पालन से अनुशासन की जड़ें जमती हैं। धीरे-धीरे आपकी मुश्किलें तथा निराशाएँ समाप्त हो जाएँगी तथा आपके अंदर एक संकल्पशक्ति का विकास होने लगेगा जो आपके अंदर आत्मविश्वास का संचार करेगी तथा सफलता के मार्ग पर आगे ले जाएगी।

शरीर रूपी मन्दिर में स्थित अलौकिक स्वास्थ्य प्राप्त करने के लिए प्रतिदिन कम से कम आधा घंटा खर्च करना पड़ेगा। आपने कई बार सुना होगा कि बुलंद व्यक्तित्व हासिल करने का एक सबसे प्रभावशाली तरीका है नियमित योग। अगर आपको कोई लंबी उम्र, असीम ऊर्जा और सुकून प्रदान करने का वादा करने का लालच दे, तो आप किसी भी हद तक जाने को तैयार हो जाते हैं। रहस्य खुद आपके पास है : हर रोज़ योगाभ्यास करें। आप अपने जीवन में ओज और तेज का दर्शन करेंगे। निश्चय ही यह आप में नाटकीय बदलाव लाएगा।

यदि आप प्रतिदिन थोड़ा-सा योगाभ्यास करेंगे तथा इसको निरन्तर ज़ारी रखेंगे तो आपको शारीरिक, मानसिक तथा आर्थिक रूप में अपार लाभ की प्राप्ति होगी। ध्यान केंद्रित करने की क्षमता, उत्पादकता में वृद्धि, रचनात्मकता में सुधार निश्चित रूप से आपके अंदर की दुनिया में नाटकीय बदलाव लाएगा। फिटनेस प्रोग्राम से आपको एक असीम ऊर्जा प्राप्त होती है। आप अपने सपनों को पूरा करने की ओर सकारात्मक कदम उठाने लगेंगे। योग ध्यानाभ्यास करें, तैरा करें, दौड़ें, चहलकदमी

करें, कराटे का प्रयोग करें, वाटर स्कीइंग करें, स्क्वैश खेलें, साइकिल चलाएँ, बागवानी करें, थोड़ी ताज़ी हवा का पान करें, रोलरब्लेड करें, ऐरोबिक्स का मजा लें, लेकिन सोफ़े पर बैठे-बैठे पूरी रात टी.वी. देखने जैसी जीवन को चूस लेने वाली आदत से बाज आएँ।

आप ऐसे विचारों को मन से निकाल दें कि आप पढ़े-लिखे नहीं हैं, स्वस्थ नहीं हैं, विचारशील नहीं हैं, अमीर नहीं हैं, अतः आप एक अच्छा जीवन नहीं जी सकते हैं। इसी पल आप अपने जीवन का सबसे बड़ा फ़ैसला लें : मैं अपने जीवन की सफ़लता की गाथा लिखने में बाधक बने नकारात्मक विचारों और भावनाओं को कूड़ेदान में फेंकता हूँ। उत्तम स्वास्थ्य के महत्त्वपूर्ण अंग मानसिक, शारीरिक प्रशिक्षण के लिए तैयार हो जाएँ। असीमित मानसिक शक्ति हासिल करने और भावनाओं में नूतन जोश भरने के लिए कमर कस लें। सफ़लता पर आपका जन्मसिद्ध अधिकार है।

यदि मैं आश्वस्त हूँ कि मैं यह कर सकता हूँ, तो मैं निश्चित रूप से इसे करने की क्षमता हासिल करूँगा, भले ही शुरुआत में मेरे पास यह नहीं है।

योग आपको ऐसी शक्ति प्रदान करता है, जो आपको लंबे समय तक युवावस्था की अनुभूति प्रदान करती है। रोजाना किसी न किसी प्रकार का योग करने से निश्चय ही आप युवा दिखेंगे तथा दिव्यता की अनुभूति प्राप्त करेंगे। योग से आप अपने जीवन का कायाकल्प कर सकते हैं, और अपने जीवन को एक नई ऊँचाई प्रदान कर सकते हैं। लोग अपने को ज़्यादा युवा दिखाने के लिए खुद पर चाकू चलवाने के लिए तैयार हैं, बेतुकी आहार-प्रणाली अपनाने की कोशिश करते हैं, और अपने शरीर पर नए जमाने की दीर्घायु रखने वाली क्रीम का लेप करवाते हैं। जबकि यह हर किसी को पता है कि युवा दिखने और दिव्यता का एहसास करने का अमोघ उपाय है कि रोजाना किसी न किसी प्रकार का शारीरिक योगाभ्यास करें।

चैंपियनशिप मैचों के पहले शतरंज सुपरस्टार बाबी फिशर न तो अपना सारा दिन अपने प्रतिद्वंद्वी की शतरंजी चालों का अध्ययन करने में बिताते थे, न ही इस अद्भुत बौद्धिक खेल के अभ्यास में बिताते थे। वे शारीरिक रूप से चुस्त-दुरुस्त रहने की गतिविधियों पर ध्यान लगाते थे। इसके लिए वे लंबी दूरी की दौड़ लगाते थे और स्विमिंग-पूल में तैरते थे। इस तरह शारीरिक और मानसिक क्षमता और सहनशक्ति बढ़ाने का व्यायाम करते थे। वे इस तरीके से अपने अंदर की छुपी हुई असाधारण शक्तियों को जागृत करते थे। आपको भी ऐसा ही करना चाहिए।

संसार के सफ़लतम व्यक्तियों ने रोजाना के सघन योगाभ्यास से होने वाले असाधारण फ़ायदों को समझा है। वे इसे आत्मनियंता बनने और जीवन में बुलंदी हासिल करने के एक कारगर औज़ार के रूप में देखते हैं। आप यह नहीं कह सकते कि आप व्यायाम करने का जोखिम नहीं उठा सकते। यदि आप सचमुच में व्यस्त हैं, तो सच मानें कि योगाभ्यास न करने का जोखिम नहीं उठा सकते। योगाभ्यास करने का यह फ़ैसला आपके जीवन के सबसे बेहतरीन फ़ैसलों में से एक हो सकता है। नियमित योगाभ्यास करने का फ़ैसला आज और अभी से कर लें। यदि आप पहले से ही किसी फिटनेस प्रोग्राम का हिस्सा हैं, तो उसे एक नए स्तर पर ले जाएँ, या फिर अपनी पसंद की किसी

खेल प्रतिस्पर्द्धा में शामिल होना शुरू कर दें। काइजेन का नियम है : यदि आप आगे नहीं बढ़ रहे होते हैं, तो इसका मतलब है कि आप पीछे की ओर जा रहे होते हैं। अतः आप आगे बढ़ने वाले मार्ग पर चलें, रुकने या पीछे जाने का मार्ग छोड़ दें।

दैनिक शारीरिक व्यायाम से आप कुछ इस तरह के लाभ प्राप्त करेंगे–

* शारीरिक ऊर्जा और मानसिक शक्ति में पर्याप्त वृद्धि।
* सामान्य स्वास्थ्य में इजाफा और आदर्श शारीरिक वजन की प्राप्ति।
* सुडौल माँसपेशियाँ और छरहरी काया।
* निश्चिंत और सुकूनदायक मानसिक दृष्टि।
* ज़्यादा आत्मविश्वास और उत्साह।
* सजग और बेहतर मानसिक मुद्रा।
* बीमारियों का कम हमला, उपलब्धियों और उत्पादकता में बढ़ोत्तरी।
* जीवन के प्रत्येक पहलू में अनुशासन का आगमन।
* शरीर में बेहतर रक्त और ऑक्सीजन का संचार।
* तनाव से बेहतर ढंग से निपटना।

शारीरिक संयम एक ऐसी विधि है जो आपके शरीर को अनोखे ओज से भर देगा। सही सोच के साथ इसका प्रयोग करें, तो काफ़ी मजेदार भी हो सकता है। एक बार आप योगाभ्यास को अपना लें, तो आप इसके इतने आदी हो जाएँगे कि यह दाँत साफ करने और स्नान करने जैसा आपके रोजमर्रा की ज़िंदगी का हिस्सा हो जाएगा। फिर हर रोज़ आपको योग करने के लिए दोबारा नहीं सोचना पड़ेगा। धीरे-धीरे मानसिक चुस्ती, सामाजिक सम्बन्ध और मानसिक शांति सहित आपके जीवन के हर पहलू में सुधार आने लगेगा। एक मिनट के लिए आप योग न करने के नकारात्मक प्रभावों के बारे में विचार करें–

* पूरा दिन सुस्ती, कमजोर संकल्प।
* सजीवता एवं सामर्थ्य का अभाव।
* बीमारियों का हावी होना।
* आत्मविश्वास की कमी।
* प्रसन्नता की कमी।

अब योगाभ्यास से होने वाले 10 लाभों के बारे में विचार करें। इससे इस साल, अगले पाँच सालों और अगले 20 सालों में आपके जीवन में जो परिवर्तन आएँगे उन पर विचार करें। आप सचमुच-सा एहसास करें कि शारीरिक संयम के अद्भुत लाभों का आनंद लेने के लिए हर रोज नहीं उठते हैं, तो आप क्या खो देंगे, किन चीजों का आनंद नहीं उठा पाएँगे।

व्यायाम से मुझे मिलने वाले 8 फायदे–

* सारा दिन फुर्ती।
* अच्छे विचार।
* बेहतर समझ।
* अच्छा स्वास्थ्य।
* अधिक आत्मविश्वास।

- प्रसन्नता एवं शक्ति।
- सहिष्णुता।
- बेहतर ढंग से स्थितियों का सामना करना।

अब आपके दिमाग में यह बात साफ हो गई होगी कि योगाभ्यास न करने से जीवन के बाकी वर्षों में आपको क्या पीड़ा झेलनी पड़ेगी। लेकिन अगर आप संपूर्ण शारीरिक स्वास्थ्य के स्वामी बनने का संकल्प लेते हैं, तो आपको ढेर सारे लाभ-ही-लाभ मिल सकते हैं। लेकिन इसके लिए सबसे पहले संपूर्ण शारीरिक संयम प्राप्त करने और दैनिक योगाभ्यास का संकल्प लेना होगा। जैसा कि एक पुरानी कहावत है : 'जिस व्यक्ति के पास योगाभ्यास के लिए समय नहीं है, उसे बीमारी के लिए समय निकाल लेना चाहिए।'

जीवन को रसपूर्ण और प्राणवान बनाने के लिए आप यहाँ प्रस्तुत निम्न कार्य-कलाप अपना सकते हैं—

- पहाड़ों पर दौड़ना, चलना या हाइकिंग।
- तैरना, टेनिस खेलना, वजन उठाना या ऐरोबिक्स।
- तेज पैदल चलना, योग, गहरी श्वसन-क्रिया।
- बच्चों के साथ स्केटिंग, रोलरब्लेडिंग।
- गार्डेनिंग, मैराथन दौड़, और क्रास ट्रेनिंग।
- सेलिंग, स्कूबा डाइविंग और वाटरस्कीइंग।
- समुद्र के किनारे मिनी-टायथलान या जॉगिंग।

यदि आप दैनिक योगाभ्यास की शुरुआत करने जा ही रहे हैं, तो योग आपके चौमुखी शारीरिक और मानसिक आनंदमंगल के लिए सर्वोत्तम होगा। योग संस्कृत भाषा का शब्द है, जिसका शास्त्रीय भावार्थ है समाधि। अर्थात् योग समाधि अवस्था में होने की प्रक्रिया एवं समाधिस्थ होकर आत्मा को परमात्मा में एकाकार करने का विज्ञान है। अनादिकाल से प्रचलनशील यह क्रिया-विधि आपकी मानसिक शक्ति में वृद्धि करेगी, अद्भुत विश्राम प्रदान करेगी और नाटकीय रूप से ध्यान केंद्रित करने की क्षमता बढ़ाएगी। स्वास्थ्य-प्रद आहार के साथ योग और सकारात्मक सोच सचमुच आपके जीवन में आश्चर्यजनक बदलाव और उमंग लाएगी। एक बार कोशिश करके देखें, आप फिर कभी छोड़ नहीं पाएँगे। आप ज़्यादा समय तक युवा बने रहेंगे और लंबी उम्र के मालिक बनेंगे। सच तो यह है कि आप ज्यादा सृजनात्मक होंगे, परेशान होने की आदत छूट जाएगी और जीवन तेजस्वी हो उठेगा। योग आपको शारीरिक और मानसिक रूप से तो कुशल बनाता ही है, इसके साथ-साथ यह आपके व्यक्तित्व का भी सर्वतोमुखी विकास करता है।

शारीरिक संयम एक ऐसी कला है, जो आपको अनुशासित, नियमित तथा उत्साहित रखती है, तथा आपके जीवन में अभूतपूर्व आनन्द लेकर आती है। नियमित व्यायाम की एक खास बात यह है कि यह तेज चहलकदमी हो या फिर पास के पार्क में स्ट्रेचिंग रुटीन हो – अपनी आंतरिक ऊर्जा के स्तर में उल्लेखनीय वृद्धि का एहसास करेंगे। अब आपको पूरे दिन काम करने के बाद घर लौटने पर सोफे पर पसर जाने की इच्छा नहीं होगी। इसके बजाय आपको मौज-मस्ती करने या फिर सृजनात्मक काम करने की इच्छा होगी, जिससे लगेगा कि आपके जीवन में एक नई बहार का प्रवेश हुआ है। आपको सब कुछ कर डालने का एहसास होगा। खुद को निम्न तरीके से प्रेरित करें—

- आराम से शुरुआत करें (15 मिनट रोजाना) और खुद को शक्तिमान महसूस करें।
- मस्त रहें और सकारात्मक व सरस दृष्टि रखें।
- शारीरिक संयम के प्रति समान रुचि वाला पार्टनर बनाएँ।
- विभिन्न खेलों के द्वारा योगाभ्यास को रोचक और नूतन बनाए रखें।
- एक, 5 और 10 साल का फिटनेस लक्ष्य बनाएँ।
- आप जो हासिल करना चाहते हैं, उसके पिक्चर जैसे सकारात्मक उत्प्रेरक का प्रयोग करें।
- आप जो होना चाहते हैं – उसको विजुअलाइज करें।
- प्रोग्राम की आदत बनाएँ। हर रोज एक समय पर ही करें।
- हर छोटी सफलता को स्वीकार करें : 1000 मील की यात्रा की शुरुआत एक कदम से होती है।
- रोजाना की मामूली सफलता से हासिल गति को नई चुनौतियों के लिए इस्तेमाल करें : बड़े का ध्येय बनाएँ।

दैनिक योगाभ्यास न केवल आपके शरीर को स्वस्थ रखता है, बल्कि मानसिक रूप से भी आपको सक्षम एवं सशक्त बनाता है। शुरू के कुछ दिनों में आपको कुछ कठिनाई तो हो सकती है, किंतु निरन्तर अभ्यास के द्वारा आप अपनी इस कठिनाई पर विजय प्राप्त करके एक अलौकिक एवं दिव्य स्वास्थ्य का आनन्द प्राप्त कर सकते हैं, तथा अपनी तथा दूसरों की समस्याओं को बेहतर ढंग से सुलझा सकते हैं।

✦✦✦

विषय सूची

प्रो. महेशप्रसाद सिलोड़ी
आचार्य (एम.ए.), बी.एड., पी.एच.डी.
दर्शन संकाय–प्रमुख
विभागाध्यक्ष–सांख्ययोगदर्शन, योग विज्ञान केन्द्र
श्री लाल बहादुर शास्त्री राष्ट्रिय संस्कृत विद्यापीठ
(मानित विश्वविद्यालय)
बी –4, कुतुब सांस्थानिक क्षेत्र, नई दिल्ली–110016
कार्यालय : 011–46060623

महासचिव
अखिल भारतीय संस्कृत विद्वत् परिषद्,
नव देहली
निवास–4/10, श्रीला.ब.शा.सं. विद्यापीठ,
कटवारिया सराय, नई दिल्ली-16
दुरभाष: 9990264185
निवास– 011–46060410
ई-मेल– maheshsilodi@gmail.com

शुभाशीर्वचन

"योगः कर्मसु कौशलम्"

योगहीनं कथं ज्ञानं मोक्षदं भवति धुवम्
तस्माज्ज्ञानजय योगजय मुमुक्षुर्दृढमभ्यसेत

योग विद्या प्राचीन सृष्टिक्रम से आज तक मानव जीवन का अभिन्न आध्यात्मिक विज्ञान, शास्त्र साधन माना गया है, इसलिए सम्पूर्ण भारतीय वाङ्मय इस योग रूपी अध्यात्म विद्या से ओत-प्रोत है, योग परमार्थ का मार्ग तो प्रशस्त करता ही है, साथ ही वर्तमान जीवन को भी सुखमय आनन्दित तथा नीरोगी बनाता है। आज योग के महत्त्व को जनमानस हृदय से स्वीकार करता है, इस क्षेत्र में क्रियात्मक एवं सिद्धांत दोनों ही महत्त्वपूर्ण उपयोगी हैं।

भगवान श्रीकृष्ण ने श्रीमद् भगवद्गीता द्वारा जन–जन को यौगिक सिद्धांतों का ज्ञान दिया, सम्पूर्ण गीता योग की विभिन्न धाराएँ जैसे-भक्तियोग, ज्ञानयोग, कर्मयोग, संन्यासयोग, मन्ययोग, लययोग, हठयोग इत्यादि से परिपूर्ण हैं। गीता के सिद्धांतों को न केवल भारतीय अपितु विश्व जन अंगीकार कर रहा है।

प्रस्तुत पुस्तक में लेखकों ने अथक प्रयासों के माध्यम से योग के स्वरूप को उजागर करने का भरपूर प्रयास किया है। लेखक डॉ. रमेश कुमार जो योग क्षेत्र में विश्व विजेता माने जाते रहे हैं तथा वर्तमान समय में श्री लाल बहादुर शास्त्री राष्ट्रीय संस्कृत विद्यापीठ के योग विज्ञान केन्द्र में योग शिक्षक के रूप में अपनी सेवा दे रहे हैं, उन्हें पुस्तक लिखने तथा क्रियात्मक पक्ष को साकार करने हेतु शुभाशीर्ष देता हूँ।

द्वितीय लेखक डॉ. बी.एस. शर्मा जो आयुर्वेद शास्त्र के मर्मज्ञ हैं तथा आयुर्वेद तथा योग विद्या द्वारा समाज की सेवा करते रहे हैं, वह भी लेखक कार्य हेतु शुभाशीर्वाद के पात्र हैं।

विशिष्ट लेखक परमयोगी आचार्य योगेश जी जिन्होंने अपना जीवन योग विद्या के प्रचार-प्रसार के लिए समर्पित किया है तथा जो वर्तमान में श्री लाल बहादुर शास्त्री संस्कृत विद्यापीठ योग विज्ञान केन्द्र हेतु अहर्निश अपनी सेवा प्रदान कर रहें हैं उन्हें भी मुक्तकंठ से साधुवाद देता हूँ।

मुझे आशा एवं पूर्ण विश्वास है कि लेखकों का प्रयास योग जिज्ञासुओं के लिए हितकारी सिद्ध होगा तथा योग छात्र-छात्राएँ भी अवश्य ही ज्ञानयोग एवं कर्मयोग से मिश्रित प्रस्तुत पुस्तक के ज्ञान का पूर्ण आश्वादन करेंगे।

प्रो. महेश प्रसाद सिलोड़ी

प्राक्कथन

यह पुस्तक योग के अत्युत्तम मानकों के साथ बहुत ही सहज एवं कारगर उपायों की सहायता से मानव जीवन की समस्याओं से मनोवांछित मुक्ति प्राप्त कराने के साथ जहाँ मानसिक अवरोधों को चमत्कारिक रूप से समाप्त करने का मार्ग दिखाती है, वहीं शारीरिक स्वास्थ्य को बढ़ाने, रोगों से मुक्ति दिलाने एवं आत्मविकास के लिए मन की शक्ति किस प्रकार अद्भुत रूप से कार्य करती है, का ज्ञान भी प्रदान करती है। इस पुस्तक का सिद्धांत है कि यदि आप वास्तव में योग के साथ मन की शक्ति को जान लें और उसका निरंतर अभ्यास करें, तो आप उन बाधाओं को निश्चित रूप से दूर कर सकते हैं, जो आपके शारीरिक स्वास्थ्य और जीवन की सफलता में अवरोधक हैं।

वर्तमान में मानव इस संसार में अपने स्वास्थ्य और जीवन के सुख के लिए निरंतर दौड़ रहा है, लेकिन फिर भी ये उपलब्धियाँ उसकी पहुँच से बहुत दूर हैं। यह एक कटु सत्य है कि हमारा स्वास्थ्य, मन की शांति और सुख अंतर्मन में उत्पन्न होने वाले विचारों पर ही निर्भर करते हैं।

यदि हम अपने अंतर्मन की शक्ति को पहचान लें, तो हमारा मन जहाँ इधर-उधर भटकेगा नहीं, वहीं इस योग और मन की शक्ति से ही हम शरीर को स्वस्थ, जीवन को समृद्ध, सुखमय तथा सफल बना सकेंगे।

आज योग की शक्ति का ज्ञान न होने के कारण ही बहुत से लोग अवसाद, बीमारियों, सामाजिक, पारिवारिक और व्यक्तिगत समस्याओं से छुटकारा पाने में स्वयं को असहाय महसूस कर रहे हैं। यदि मानव योग की चमत्कारी शक्ति को जान ले, तो निश्चित रूप से वह अपने शारीरिक स्वास्थ्य और जीवन को सफल तथा समृद्ध बनाने का मार्ग समझ पाएगा तथा इन अत्यावश्यक दैवीय उपलब्धियों को प्राप्त कर सकेगा। यह योग की ही शक्ति है, जो जीवन में आने वाली बाधाओं को दूर करने का सुदृढ़ और सहज उपाय है, जो स्वास्थ्य और भाग्य को आश्चर्यजनक ढंग से समृद्धि के रूप में परिवर्तित कर देती है।

पुस्तक से अधिकतम लाभ प्राप्त करने की विधि

जब कभी आप ऐसी पुस्तक पढ़ते हैं, तो सोचते हैं कि आखिर हम इस पुस्तक से अधिक से अधिक लाभ कैसे प्राप्त कर सकते हैं?

इसी समस्या के समाधान के लिए हम यहाँ कुछ अध्ययन तकनीकी को बता रहे हैं, जिन्हें अपनाने से यह पुस्तक आप सभी के लिए रत्न तुल्य उपयोगी सिद्ध होगी तथा आप इसका अधिकतम लाभ प्राप्त कर सकेंगे। इन मूल मंत्रों को यदि आप अपना लेंगे, तो निश्चय ही यह पुस्तक आपके लिए संजीवनी बूटी साबित होगी।

1. इस पुस्तक के अधिकतम लाभ के लिए सबसे पहला गुण आप में जीवन की प्रत्याशा होनी चाहिए, यानि आपको अपने जीवन से प्रेम होना चाहिए और हृदय में लंबा जीवन जीने की प्रबल इच्छा होनी चाहिए, इसके साथ ही आप में किसी भी तकनीक एवं उपाय या ज्ञान को हासिल करने की, अर्थात् सीखने की ललक होनी चाहिए और सुखी जीवन की चाह होना भी बहुत ज़रूरी है। यदि आप में यह गुण नहीं है, तो आपके लिए इस पुस्तक का लाभ प्राप्त करना संभव नहीं होगा। वहीं यदि आपके मन में सीखने की ललक और जीने की प्रबल इच्छा होगी, तो आप इन मूल मंत्रों को जाने बगैर भी इस पुस्तक का भरपूर लाभ उठा सकेंगे।

2. प्रस्तुत पुस्तक में दिए गए अभ्यासों में से प्रत्येक दिन केवल एक अभ्यास का प्रयोग कीजिए और पूरे लाभ के लिए कम से कम एक ही अभ्यास को 21 दिनों तक ज़रूर करें/फिर भले ही दूसरे किसी भी अभ्यास को शुरू करें और उसमें भी प्रत्येक अभ्यास के पहले मुख्य बिंदुओं को अच्छी तरह से समझ लें, तभी यह आपके लिए ज़्यादा लाभदायक सिद्ध होगा। इस प्रकार यह आपको ज़्यादा रोचक भी लगेगा। इसके प्रत्येक अध्याय को केवल मनोरंजन के लिए ही न पढ़ें; बल्कि इस पुस्तक के प्रत्येक अध्याय को बहुत ही ध्यान से पढ़ें, फिर आप देखेंगे कि यह पुस्तक आपके जीवन में किस प्रकार चमत्कार करती है।

3. क्योंकि जब आप इस पुस्तक का भरपूर लाभ लेने के लिए इसे पढ़ने बैठे ही हैं, तो इसमें दिए गए प्रत्येक सुझाव पर विस्तृत रूप से न केवल विचार करें, बल्कि जो भी सुझाव आपको उपयोगी लगे तथा लगे कि यह आपके जीवन में चमत्कार ला सकता है, तो उसे जरूर अपनाएँ और साथ ही उस सुझाव पर दोबारा ध्यान देने के लिए अलग से चिह्नित भी कर लें। सुझावों पर यह विचार भी अवश्य कीजिए कि यह आपके जीवन में कहाँ पर लागू हो सकता है।

4. जीवन में इस पुस्तक का भरपूर लाभ उठाने के लिए यह भी एक महत्त्वपूर्ण मूलमंत्र है कि आप इस पुस्तक को केवल एक बार ही अनुसरण में न लाएँ, बल्कि प्रत्येक माह इसके सभी अभ्यासों को दोहराते रहें, बस यही विधा आपके जीवन में चमत्कार कर देगी। वास्तव में इस पुस्तक का लाभ लेने के लिए यह मूल मंत्र कारगर होगा।
बार-बार अभ्यास करने का सुझाव इसलिए दिया जा रहा है, क्योंकि बिना अभ्यास के सिद्धि प्राप्त नहीं हो सकती, यह एक सर्वथासिद्ध तथ्य है। कहा भी है, "अनभ्यासे विषं शास्त्रं", तथा "Practice makes a man perfect." अतः इस अभ्यास को अपना स्वभाव बना लें, तभी सफलता प्राप्त होगी।

5. इस पुस्तक के चमत्कारिक उपायों को आप बार-बार जब भी समय मिले दोहराते रहें। दरअसल आप यह समझ लीजिए कि यह पुस्तक बीमारियों को दूर करने की संजीवनी

बूटी ही है। जैसे-जैसे आप इसमें दिए गए उपायों को अपने जीवन में अपनाते जाएँगे, आपकी बीमारियों के साथ-साथ आपकी विभिन्न समस्याएँ भी गायब होती जाएँगी।

6. इस पुस्तक में दिए गए अभ्यासों को नियमित रूप से करने के लिए अपनी दिनचर्या में से उपयुक्त समय चुनकर एक समय-सारणी बना लें। प्रतिदिन नियत समय पर अपना अभ्यास प्रारंभ कर दें। जब आपको उसका लाभ मिलने लगेगा तो आप उसके अभ्यासी हो जाएँगे। अब भी यदि आपको यह संदेह है कि आप इस पुस्तक का अनुसरण करने में किसी भी प्रकार की ढिलाई बरत सकते हैं, तो इससे बचने के कई उपाय हैं, जो आपको इस पुस्तक के अनुसरण में लाभ देंगे, जैसे आप अपने संबंधियों, दोस्तों या अपने बच्चों के साथ यह शर्त रख लें कि यदि आप इस पुस्तक के सुझावों का उल्लंघन करते पकड़े जाएँ तो आप उनको कोई एक उपहार देंगे, जैसे, चॉकलेट आदि। बस अब आपको यह हमेशा ध्यान रहेगा कि पुस्तक के सुझावों का आप उल्लंघन नहीं करेंगे, नहीं तो……।

7. आप प्रत्येक सुझाव और सिद्धांत पर अमल करने के लिए अलग से लिख लें, साथ ही यह भी याद रखें कि आपने इस सिद्धांत और सुझाव पर कब-कब अमल किया है।

8. यह एक बहुत ही ज़्यादा उत्तम विधि है, बिल्कुल राम-बाण की तरह! दरअसल उत्तम स्वास्थ्य के लिए योग एक बहुत ही सशक्त उपाय है, इसके साथ हमें हमेशा अपने अच्छे स्वास्थ्य तथा जैसा भी स्वास्थ्य हमें परमपिता परमेश्वर ने दिया है, या जैसा भी हमारा जीवन बीत रहा है, उसके लिए सदैव परमपिता परमेश्वर के साथ अपने स्वास्थ्य के प्रति भी धन्यवाद देना चाहिए, अर्थात् हमें संसार के प्रति हमेशा कृतज्ञ रहना चाहिए। याद रखें, मन हमेशा हमें अपना गुलाम बनाना चाहता है और नकारात्मकता की तरफ आसानी से चला जाता है तथा किताब को ना पढ़ने के लिए बहुत प्यारे-प्यारे विचार मन में जगाता है, जैसे-कल पढ़ लेंगे, आज तो बहुत काम है,... आदि-आदि। इसे पहचानें और आज ही किताब को पढ़ें तथा अभ्यासों को जीवन में उतारें, इससे आपको निश्चित ही लाभ प्राप्त होगा। कहने का अर्थ यह है कि पूरी दिनचर्या के बाद जब हम सोने जाते हैं, तो हमें अपने पूरे दिन के लिए परमपिता परमात्मा के साथ ही उस दिन की हमारी संपूर्ण गतिविधियों और प्रयुक्त संसाधनों, तथा अपने स्वास्थ्य के प्रति धन्यवाद करना चाहिए, हमें अपने शारीरिक स्वास्थ्य के लिए धन्यवाद देना चाहिए, इसके अलावा हमें आने वाली भोर (सुबह) अर्थात् आने वाले दिन के लिए भी अच्छे स्वास्थ्य की कामना करते हुए धन्यवाद करना चाहिए। इसके बाद जब हम सुबह जागें, तो महसूस करें कि पिछली रात हमने अपने स्वास्थ्य की कामना जो की थी, वह पूरी हो चुकी है और आप दिल से उसका धन्यवाद करें, हमें हमेशा यह कृतज्ञता लोगों, संसाधनों, परमेश्वर तथा स्वास्थ्य के लिए बनाए रखनी चाहिए।

प्रस्तुत पुस्तक की सार्थकता इसी में है कि आप आयुर्वेद जीवन दर्शन में बताए गए स्वास्थ्य निर्देशों को श्रद्धापूर्वक बिना शंका के स्वयं के जीवन में शनैः शनैः क्रियान्वित करें। आप कुछ ही समय में उत्तरोत्तर ऊर्जावान, अधिक क्रियाशील, बलवान, तेजस्वी, बुद्धिमान शांत-एकाग्रचित्त, संतुष्ट एवं सुखी अनुभव करते हुए जीवन के प्रत्येक क्षेत्र में सफलता की ओर अग्रसर होंगे।

सम्पादकीय

स्वास्थ्य संरक्षण एवं संवर्धन

अक्सर लोग हमसे पूछते हैं कि क्या आज के जमाने में एक संपूर्ण स्वस्थ व्यक्ति मिलना संभव है? हम उसको पहचानेंगे कैसे? इत्यादि, तो हम उनसे यही कहते हैं कि हाँ, आज के समय में एक स्वस्थ व्यक्ति को पहचानना बहुत ही आसान है। हमारा मानना है कि एक संपूर्ण स्वस्थ व्यक्ति वह होगा, जिसके चेहरे पर हर वक्त मुस्कान रहेगी, जो प्राकृतिक मुस्कान होती है, वही उसके चेहरे पर भी होगी, फिर चाहे उसके सामने कैसी भी परिस्थिति क्यों न आ जाए, बड़ी से बड़ी परीक्षा ही क्यों न आ जाए, फिर भी उसके चेहरे की मुस्कान घटती नहीं है। यही संपूर्ण स्वस्थ व्यक्ति होता है।

मानसिक स्थिरता ही हमारे व्यक्तित्व एवं स्वास्थ्य को स्थिर रख सकती है। दुनिया में भी यदि हम स्वास्थ्य की परिभाषा को जानना चाहेंगे अथवा समझना चाहेंगे तो यही माना जाता है कि प्रत्येक वस्तु में समरसता ही स्वास्थ्य का पैरामीटर होता है।

यहाँ हम आपको एक उदाहरण देते हैं–मान लीजिए आपके हृदय की धड़कन की दर 72 पल्स प्रति मिनट है और अगले ही मिनट में यदि यह दर 80 अथवा 90 हो जाती है या जब भी उसमें ऊपर-नीचे परिवर्तन होता है, अर्थात् यह दर कम-ज्यादा होती है तो यह एक अच्छे स्वास्थ्य का पैरामीटर नहीं होगा। इस प्रकार हम कह सकते हैं कि हमारी मानसिक स्थिरता ही सबसे बड़ा पैरामीटर होता है, हमारे स्वास्थ्य का।

"हर परिस्थिति में शांत रहें तो आप जीवन में स्वयं को बहुत मजबूत (स्वस्थ) पाएँगे, क्योंकि लोहा ठंडा होने पर ही मजबूत होता है, गर्म रहने पर नहीं।"

I. स्वास्थ्य–

      (i) व्याख्या

      (ii) व्यापकता

      (iii) वास्तविकता

      (iv) विशिष्टता

      (v) विकास

      (vi) व्याधि

(i) व्याख्या–स्वास्थ्य का अर्थ एक मात्र शारीरिक निरोगता नहीं है। किंतु जब व्यक्ति पूर्ण रूप से शारीरिक, मानसिक एवं व्यवहार गत सक्षम हो, तभी वह स्वस्थ कहा

जा सकता है। अर्थात् उसका शरीर स्वस्थ एवं निरोग हो, मस्तिष्क एवं मानसिक क्रियाएँ अविकृत हों तथा सामाजिक व संवैगिक व्यवहार पूरी तरह निर्दोष हो। अतः स्वास्थ्य के प्रति सीमित नहीं अत्यंत व्यापक दृष्टिकोण अपनाने की आवश्यकता है। जिसमें जीवन शक्ति, रोगप्रतिरोधिता, अंतःबाह्य सक्रियता, चेतना का विस्तार, मनोभावों व विचारों का उन्नयन एवं समस्त चिंतन व्यवहार में पूर्ण समायोजन हो, वह व्यक्ति स्वस्थ कहलाएगा।

(ii) व्यापकता–आज भी हम स्वास्थ्य के मात्र शारीरिक तल को ही स्वीकार रहे हैं, जो कि हमारी सीमित सोच का परिणाम है। किंतु स्वास्थ्य की व्यापकता तो हमारे संपूर्ण जीवन क्षेत्र में समाई है। जहाँ-जहाँ भी व्यक्ति अस्तित्व एवं व्यवहार है वहीं-वहीं स्वास्थ्य की सीमा फैली है।

यथा –

- **शारीरिक स्वास्थ्य**–शरीर का हष्ट, पुष्ट, सुडौल, तथा मनोशारीरिक निरोगता।
- **मानसिक स्वास्थ्य**–मानसिक क्षमता व मनोव्यवहार का स्वस्थ व संतुलित होना।
- **भावनात्मक स्वास्थ्य**–हितप्रद अंतः संवेग एवं स्वस्थ मनोभावों का समायोजन होना।
- **चारित्रिक स्वास्थ्य**–जीवन को पशुवत् दृष्टिकोण से पृथक रखते हुए, संयम, अनुशासन, पवित्रता, ब्रह्मचर्य एवं मानवीय उत्थान की प्रवृत्ति का विकास होना।
- **नैतिक स्वास्थ्य**–व्यक्तिगत तथा सामूहिक व्यवहार के नीतिपरक आचरणों में अनुशासित रहना।
- **सामाजिक स्वास्थ्य**–सामाजिक वातावरण की सांस्कृतिक, सैद्धांतिक एवं रीतिप्रद मर्यादा का अनुपालन करना।
- **आध्यात्मिक स्वास्थ्य**–जीवन लक्ष्य के वास्तविक स्वरूप भगवत प्राप्ति के प्रति हमेशा दृढ़ निश्चय होकर बढ़ते जाना।

(iii) वास्तविकता–वास्तविक रूप में आप स्वस्थ हैं भी, अथवा नहीं, यह जान लेना अत्यंत आवश्यक है क्योंकि शरीर विज्ञानियों ने स्वस्थ शरीर के जो लक्षण बताएँ हैं, उनको स्वयं में पाकर ही हम स्वयं को शारीरिक रूप से स्वस्थ कह सकते हैं। आयुर्वेद में स्वस्थ व्यक्ति का पूर्ण लक्षण बताया गया है।

समदोषः समाग्नि समधातु मलक्रियः।

प्रसनार्त्मेन्द्रियमनः स्वस्थ इत्यभियते ।।

अर्थात् इनके तीनों दोष वात, पित्त और कफ समान हों, जठराग्नि न तीक्ष्ण, न मंद हो, शरीर की सातों धातुएँ अनुपात में हों, मल-मूत्र की सम्यक् प्रवृत्ति तथा दस इंद्रियाँ, मन एवं इनका स्वामी आत्मा भी प्रसन्न हो, ऐसे व्यक्ति को स्वस्थ कहा जाता है।

विशिष्ट लक्षण

- भोजन की स्वाभाविक इच्छा एवं भूख लगना।
- खाया हुआ भोजन बिना कष्ट-पीड़ा के समयानुसार पच जाना।
- मल-मूत्र-स्वेद-अपानवायु आदि का समयपूर्वक विसर्जन होना।
- शरीर मन का निरंतर हल्का व स्फूर्तिमान रहना।
- इंद्रियों में लाघवता प्रसन्नता एवं कार्य सक्षम होना।
- निद्रा व जागरण निर्विरोध-निर्कष्ट होना।
- शरीर में बल, पराक्रम, जीवनीयशक्ति एवं आरोग्य होना।
- मुखादि अंगों पर तेजस्विता व सुंदर वर्ण युक्तता।
- व्याधियों के अंश का भी निर्मूल रहना।
- स्वस्थ व्यवहार एवं चिंतन के विभिन्न आयामों का अनुपालन करना।
- मनोशारीरिक परिश्रम से स्फूर्ति एवं ताजगी का समाप्त न होना।

उपरोक्त स्वस्थ तथा दीर्घ जीवन के कतिपय लक्षण हैं। आप स्वयं चिंतन करें कि आप स्वस्थ हैं, अथवा आपको स्वस्थ होना होगा।

(iv) विशिष्टता—मनुष्य जीवन का उद्देश्य स्वयं को सुखमय, समृद्ध तथा शक्ति संपन्न बनाना है। इस लक्ष्य की पूर्ति तभी संभव है जबकि हमारा शरीर निरोग, सबल, मानसिक पक्ष कुशाग्र व संतुलित हो।

शास्त्रों में कहा गया है—

धर्मार्थकाम मोक्षाणामारोग्यं मूलमुक्तमम्।।

अर्थात्—धर्म, अर्थ, काम व मोक्ष की प्राप्ति तभी संभव है जब व्यक्ति आरोग्यवान हो। क्योंकि जब हम शारीरिक रूप से स्वस्थ होंगे, तभी परिश्रम कर धन अर्जित कर सकते हैं। उस धन के द्वारा सांसारिक सुखों का उपभोग कर सकते हैं। परोपकार, देश, जाति तथा धर्म की सेवा कर सकते हैं एवं आत्मचिंतन, प्रभुभक्ति आदि शुभ कार्यों के द्वारा मोक्ष अर्थात् जीवन बंधनों से मुक्त हो सकते हैं।

कतिपय अन्य लाभ—

- बेहतर जीवन का आनंद।
- आपातिक स्थिति का सामना करने की योग्यता।
- आयु प्रभाव व वृद्धावस्था का परिहार।
- व्यक्तित्व का विकास।
- व्याधियों की रोकथाम।
- दैनिक जीवन का कुशल संचालन।
- समस्त हितों व लक्ष्यों की प्राप्ति।

(v) विकास—हमारा स्वस्थ जीवन ही स्वर्ग तथा रोग ही नरक की पीड़ा है। आइए कुछ महत्त्वपूर्ण नियमों द्वारा जीवन के स्वर्ग का निर्माण करें।

- पौष्टिक आहार।
- मनोशारीरिक स्वच्छता।
- व्यायाम एवं परिश्रम।
- संयमपूर्ण जीवन।
- व्यसनों व वासनाओं का त्याग।
- ब्रह्मचर्य की प्रतिष्ठा।
- अभक्ष्य पदार्थों, द्रव्यों का त्याग।
- योगाभ्यास का नियमित पालन।

(vi) व्याधि—स्वस्थ देह की सर्वाधिक बड़ी शत्रु हैं विभिन्न व्याधियाँ जो आपके शरीर को दीमक की भाँति खा जाती हैं। रोग कोई अचानक आया अतिथि नहीं है। अपितु यह हमारे गलत-विषय खान-पान, रहन-सहन, असंयमित दिनचर्या तथा अस्वच्छता के कारण आते हैं। जिसके उत्तरदायी आप स्वयं हैं। यदि आप निरंतर निरोग रहकर हमेशा आनंद की अभिलाषा रखते हैं तो व्याधियों एवं उनके कारणों का निवारण करना होगा, तथा वो कारण हैं–1. आपका असंयमित व असंतुलित जीवन, 2. भोजन, निद्रा, एवं व्यवहार की दूषित आदतें, 3. व्यायाम-परिश्रम एवं शरीर शोधन से बचना, 4. दूषित वातावरण एवं समायोजन की अयोग्यता, 5. गलत वृत्तियों की उत्पत्ति।

यही कारण है कि व्याधियाँ आपके जीवन को जहाँ पूरी तरह खोखला एवं दुःखदायी बना रही हैं, वहीं आने वाली संतति भी इससे सहज ही ग्रसित होती जा रही है। तभी शास्त्रों ने कहा–'व्याधिपूर्ण जीवन ही नरक है'।

II. स्वास्थ्य का आधार–

स्थायी स्वास्थ्य के आधारों का वर्णन करते हुए आयुर्वेद के चरक शास्त्र में कहा गया है–

"त्रय उपष्टम्भकाः इति-आहारः स्वप्नों ब्रह्मचर्यमिति"

अर्थात्—स्वस्थ शरीर रूपी भवन के तीन स्तंभ हैं–आहार, निद्रा, ब्रह्मचर्य। आइए इन्हें विस्तार से समझें–

      (i) आहार

      (ii) निद्रा

      (iii) ब्रह्मचर्य

      (iv) आदर्श दिनचर्या

(i) आहार—भोजन हमारे स्वास्थ्य का सबसे आवश्यक साधन है। पौष्टिक एवं समुचित भोजन के अभाव में हम स्वस्थ नहीं रह सकते तथा भोजन की प्राप्ति होने पर भी महत्त्वपूर्ण पाँच तत्त्वों पर विचार करके ही भोजन ग्रहण करना चाहिए–

- हम क्या खाएँ?
- हम कितना खाएँ?
- हम क्यों खाएँ?
- हम कब खाएँ?
- हम कैसे खाएँ?

- **हम क्या खाएँ?** क्या के दो पक्ष हैं–1. क्या खाएँ, 2. क्या न खाएँ। खाने एवं न खाने के संबंध में निम्न तथ्यों पर ध्यान देना चाहिए–
  - स्वच्छ, ताजा, पवित्र तथा भली प्रकार पका हुआ भोजन किया जाना चाहिए, इसके विरुद्ध नहीं।
  - पौष्टिक, आरोग्यप्रद, सुपाच्य तथा सात्विक भोजन किया जाना चाहिए, इसके विरुद्ध नहीं।
  - मधुर, स्निग्ध बल-वीर्य व धातुओं को पुष्ट करने वाले आहार।
  - शरीर की वृद्धि में सहयोगी पदार्थ।
  - दुग्ध, घृत, फल, मेवे, दालें, हरे साग-सब्जियाँ, उत्तम अनाज।
  - प्रकृति के अनुकूल खाएँ।
  - रूखे, सूखे, सड़े-गड़े, अधपके, अधिक तले-भुने मिर्च मसालों वाले भोजन से बचें।
  - मांसाहार व अंडों से बचें।
  - स्वस्थ रहने की कामना हो तो समस्त बाजारू खाद्यों का सेवन न करें।
- **हम कितना खाएँ**–खाद्य पदार्थ चाहे कितना भी पौष्टिक, आरोग्यप्रद तथा स्वादिष्ट क्यों न हो यदि उसे संतुलित मात्रा में खाया नहीं जाता तो निश्चित ही वह व्याधि प्रद होगा। आवश्यकता से न्यून खाना जहाँ शारीरिक धातुओं तथा पोषक तत्त्वों का शोषण करता है, वहीं मात्रा से अधिक आहार शरीर की धातुओं एवं तत्त्वों में विकार उत्पन्न कर देता है। अतः भोजन हमेशा परिमित मात्रा में ही करना चाहिए, ताकि न ही शरीर का क्षय हो एवं न ही विकार। योग शास्त्रों के अनुसार आहार का नियम यह है कि भूख से आधा खाया जाए, उदर में आधा स्थान जल तथा आधा वायु के लिए छोड़ दें।
- **हम क्यों खाएँ**–भोजन शरीर के पोषण, शारीरिक अंगों के संचालन, बाह्यान्तरिक शारीरिक-क्रियाओं के संपादन तथा आरोग्य प्राप्ति के उद्देश्य से किया जाता है, न कि जिह्वा तथा मन की अनावश्यक संतुष्टि के लिए। भोजन का उद्देश्य-स्वस्थ, बलवान तथा क्रियापूर्ण शरीर है, न कि रोगों का आमंत्रण। रसना की स्वाद लौलुपता रोगपूर्ण शरीर का प्रथम कारण है।

इसीलिए बुद्धिमानों का कहना है–

"जीवन के लिए खाओ न कि खाने के लिए जीओ।"

अतः यदि हम केवल अपनी स्वादेन्द्रिय तथा मन को संतुष्ट करने के लिए खाते रहेंगे तो जीवन भर रोगों का घर बने रहेंगे।

- **हम कब खाएँ**–यद्यपि भोजन नियमपूर्वक एवं समयबद्ध होना चाहिए परंतु इससे भी महत्त्वपूर्ण यह है कि जब व्यक्ति की पाचन शक्ति तेज होकर खूब भूख लगती हो, तभी भोजन करना चाहिए। जब शरीर को आहार की आवश्यकता होती है तो वह स्वयं ही सूचनाएँ देने लगता है। तब पूर्व किया गया आहार भली प्रकार से पच कर शरीर के पोषण-निर्माण में लग चुका होता है। किंतु यदि पूर्व का खाया भोजन भली प्रकार से न पचा हो तथा ऊपर से और खा लिया जाता है, तो ऐसी स्थिति में पूर्व खाया अधपचा भोजन पश्चात् खाए भोजन को भी विषाक्त कर देता है। अतः भोजन तभी किया जाए जब,
  - भूख पर्याप्त रूप से लगे।
  - खाने की इच्छा पर्याप्त हो।
  - पेट में गैस या अफारा आदि न हो।
  - पाचन तंत्र हल्का एवं जठराग्नि (तीव्र) हो।
- **हम कैसे खाएँ**–भोजन करने से पूर्व, भोजन करने के नियमों को जानना अधिक आवश्यक है, ताकि भोजन का पर्याप्त प्रभाव प्राप्त हो सके क्योंकि आज अधिकांश व्यक्ति भोजन को पशुओं के समान खड़े होकर, लेटकर या चलते-फिरते खाते हैं, जो कि न केवल स्वास्थ्य को खराब करता है अपितु हमारे आचरण को भी बिगाड़ता है।

भोजन करने के कुछ आदर्श नियम निम्न हैं–

  - भोजन से पूर्व हाथ-पैरों को धोना चाहिए।
  - भोजन हमेशा आसन पर बैठ कर शांतचित्त होकर करना चाहिए।
  - भोजन को तन-मन समायोजित होकर ग्रहण करना चाहिए।
  - धीमे-धीमे खूब चबाकर भोजन करना चाहिए।
  - भोजन प्रसन्नचित्त होकर करें तथा शोक, दुःख, भय या क्रोध में न खायें।
  - भोजन निरंतर अपनी ही थाली में करना चाहिए, एक साथ नहीं।

आयुर्वेद सम्मत आहार संबंधी अन्य अनमोल जानकारियाँ विस्तार से आयुर्वेद जीवनदर्शन नामक अध्याय (पेज 85) में देखें।

(ii) निद्रा–स्वस्थ रहने का दूसरा आधार है–प्रगाढ़ निद्रा। निद्रा जीवन के स्थायी स्वास्थ्य की संजीवनी है। मनोशारीरिक परिश्रम से उत्पन्न शांति का सर्वाधिक उत्तम उपाय है निद्रा। शारीरिक अंतः क्रियाओं एवं बाह्य परिश्रम से होने वाले अंतः-बाह्य क्षय की

आपूर्ति निद्रा द्वारा सहज हो जाती है तथापि संतुलित निद्रा जहाँ स्वस्थ का आधार है वहीं सीमा से अधिक अथवा प्रमादवश अधिक निद्रा जीवन शक्ति को विनष्ट कर देती है। समायोजित निद्रा द्वारा शारीरिक कोषों में रासायनिक क्रियाओं के लिए पर्याप्त विश्राम मिलता है जिससे शरीर की क्षय-निर्माण प्रक्रिया संतुलित बनी रहती है। तथापि निद्रा की अधिकता शरीर एवं स्वास्थ्य के लिए अत्यंत घातक है।

सुखद निद्रा हेतु कतिपय नियम—

- सोने से दो घंटे पूर्व भोजन कर लें।
- भोजनोपरांत कुछ समय भ्रमण अवश्य करें।
- सोने से पूर्व गर्म दुग्ध या ठंडे पेय न लें।
- सोने से पूर्व लघुशंका आदि कर हाथ-पैरों को भली प्रकार धोएँ।
- सोने के वस्त्र एवं शय्या कोमल व सुखद हो।
- अधिक मोटे तकीये का उपयोग न करें।
- निद्रा से पूर्व कुछ समय तक ईश्वर चिंतन अथवा ओ३म शब्द का जाप करें।
- लेटने की सही स्थिति को अपनाएँ अर्थात् पेट के बल अथवा दाईं करवट न लेटें। पीठ के बल सीधे या दाईं करवट लेटें।
- सिर पूर्व अथवा दक्षिण दिशा में रखना लाभकारी है, पश्चिम दिशा में स्वप्नों की अधिकता तथा उत्तर दिशा में चुंबकीय शक्ति के प्रबल प्रवाह के कारण प्राण-शक्ति का अधिक क्षय होता है।

(iii) **ब्रह्मचर्य**—ब्रह्मचर्य का अर्थ है-इंद्रियों का संयम एवं अनुशासन करते हुए वीर्यादि सप्त धातुओं का संरक्षण एवं संवर्धन करना। अतः ब्रह्मचर्य अपनी इंद्रियों एवं मन की शक्तियों का शक्तिमय रूपांतरण कर उनको आत्ममुखी कर ब्रह्म की प्राप्ति है, जो आनंदमय-ओजमय जीवन का आधार है क्योंकि यही सप्त धातुएँ हमारे जीवन को उद्बुद्धता के साथ दैवीय बनाती हैं। अतः इनके क्षय के निरोध का विज्ञान ब्रह्मचर्य जीवनावश्यक साधन है।

जो किशोर अपरिपक्व अवस्था में ही दुर्व्यसनों एवं कुटेव में पड़कर अपने जीवन के इस अमूल्य रत्न को बर्बाद करते हैं, मानो वे अपनी कब्र स्वयं खोद रहे हैं।

ब्रह्मचर्य के अभाव में शरीर-दुर्बल, रुग्ध, प्रतिकार शक्ति से क्षीण, बल-ओज-प्रताप रहित, तथा समस्त क्रियाओं में मंदता से ग्रसित हो जाता है तथा विशिष्ट रूप से मनो-उत्साह, बुद्धि व सुखद जीवन की यात्रा बाधित होने लगती है।

ब्रह्मचर्य के साधन—

- वासना एवं कामुकता पर नियंत्रण।
- मनोभाविक पवित्रता।
- संयमित रहने की कला।
- पवित्र संकल्प के साथ सादा जीवन।

- दुर्व्यसनों एवं भोगवाद से बचाव।
- आहार-विहार, दिनचर्या में अनुशासन।
- शारीरिक धातुओं के महत्त्व का ज्ञान।
- अश्लीलता की समस्त धाराओं से पृथकता।
- योगाभ्यास द्वारा मानसिक पवित्रता, चित्तशोधन एवं इन्द्रिय संयम करना।

ब्रह्मचर्य का महत्त्व–ब्रह्मचर्येण तपसा देवाः मृत्युपमपाध्नत ।। अथर्ववेद

अर्थात्–ब्रह्मचर्य की महाशक्ति के द्वारा देवताओं ने मृत्यु को नष्ट कर दिया, अर्थात् मृत्यु पर विजय प्राप्त कर ली।

(iv) आदर्श दिनचर्या-

आदर्श, अनुशासित एवं मंगलमय जीवन की कामना को फलीभूत करने के लिए दिनचर्या का कटोरता एवं संयमपूर्ण पद्धति से पालन करना चाहिए। उत्तम स्वास्थ्य एवं उत्कृष्ट जीवन नियमित दिनचर्या द्वारा ही प्राप्त किया जा सकता है।

- **प्रातः जागरण**–व्यक्ति को अपने शरीर, मन-बुद्धि को स्वस्थ, निरोग, बलवान और दीर्घजीवी बनाने के लिए प्रातः काल ब्रह्म मुहूर्त में जग जाना चाहिए। प्रातः काल उठने वाले व्यक्ति का शरीर-स्वस्थ, सुखी, निरोगी तथा फुर्तीला होता है। मन हमेशा प्रसन्न रहता है, जिससे आलस्य दूर भाग जाता है। बुद्धि निर्मल-तीव्र हो जाती है, किंतु प्रातः काल न उठने वाले व्यक्ति आलसी, प्रमादी, दरिद्र, रोगी, दुर्बल शरीर-बुद्धि एवं असंतुलित दिनचर्या वाले होते हैं। हमारे शास्त्रों के अनुसार प्रातः काल ब्रह्म मुहूर्त में संपूर्ण प्रकृति तथा सभी देवता अमृत अंशों की वर्षा करते हैं तथा प्रातः काल जगने वाला व्यक्ति वातावरण में व्याप्त उस अमृत का श्वासों द्वारा पान कर हमेशा युवा एवं पौरुषवान बना रहता है।
- **ब्रह्म उपासना**–प्रातः काल उठते ही सर्वप्रथम अपनी शय्या पर ही सीधे बैठकर परमेश्वर की उपासना करनी चाहिए। परमेश्वर की प्रार्थना करने का यह विशिष्ट मनोवैज्ञानिक समय है क्योंकि इस समय हमारा मन शांत, विचार बुद्धि स्थिर तथा आत्मा सात्विक व पवित्र होती है। इस समय सच्चे मन से की गई प्रार्थना से व्यक्ति अपनी संपूर्ण मनोकामनाओं को शीघ्र प्राप्त करता है।
- **चक्षुःस्नान**–उपासना के पश्चात् ताजे जल को मुख में भर लें तथा दोनों नेत्रों को पानी के छिंटों से धोएँ। इस क्रिया से नेत्रों की ऊष्मा एवं मैल का निवारण होने के साथ दृष्टि तंत्रिकाएँ पोषित होती हैं तथा नेत्र दृष्टि अप्रत्याशित रूप से बढ़ जाती है, इसी के साथ मस्तिष्क का तनाव और चेहरे की मलीनता का भी निवारण होता है।
- **उषःपान**–चक्षुःस्नान के उपरांत शौच (मल-मूत्र) त्याग से पूर्व नासिका अथवा मुख के द्वारा जल पीना; उषःपान कहा जाता है। उषःपान के लिए ताजे अथवा

ताँबे, चाँदी के पात्र में रात्रि को भर कर रखे पानी का उपयोग करना चाहिए। योग शास्त्रों व आयुर्वेद में उषः पान को अमृत पान के समान बताया गया है। जिसके द्वारा व्यक्ति सभी रोगों को जड़ से समाप्त कर निरंतर वृद्धावस्था से बचा रहता है। वह हमेशा युवा एवं सौ वर्षों तक जीवित रहता है। प्रातः कालीन जल पान से बुद्धि-शरीर निर्मल हो जाते हैं एवं समस्त मनोदैहिक तापों का शमन होता है।

- **मल विसर्जन–**उषःपान के पश्चात् कुछ समय भ्रमण कर शौचादि क्रियाओं से निवृत्त होना चाहिए। जो व्यक्ति प्रातः काल शौच इत्यादि से निवृत्त नहीं होते उनके शरीर में मल पड़ा-पड़ा सड़कर अत्यंत दुर्गंधयुक्त एवं विषैला हो जाता है। जिससे गंधपूर्ण अपान वायु का निर्माण होकर मस्तिष्क इत्यादि में पीड़ा बेचैनी, भारीपन तथा रक्त भी दूषित होता है। कोष्ठबद्धता आदि भी हो जाने के कारण अनेक रोग शरीर को जकड़ लेते हैं। अतः शरीर की स्वच्छता ही शरीर के आरोग्य का मूल मंत्र है।

मल विसर्जन संबंधित ध्यान देने वाले तथ्य–

- प्रातः व सांय दोनों समय शौच जाने की आदत बनाएँ।
- मल-मूत्र के वेग को भूल कर भी न रोकें।
- मल त्याग के समय मलाशय अथवा पेण्डु भाग पर दबाव डालने से वीर्य का नाश होता है।
- मल त्याग के समय दाहिने पैर पर हल्का दबाव डालने से शौच खुलकर आता है।
- मुख तथा दाँतों को भींचकर बैठने से मुख दंत रोग नहीं होते।
- मल-मूत्र के पश्चात् इंद्रिय व हाथों की पूर्ण स्वच्छता करें।
- शौच खुलकर न आने की स्थिति में प्रातः गर्म पानी पीकर थोड़ा टहलें अथवा रात्रि को गुलकंद या त्रिफला चूरण खाएँ।

- **दंत धावन–**दाँतों और स्वास्थ्य का परस्पर बड़ा भारी संबंध है। दाँतों के स्वस्थ रहने से शरीर भी स्वस्थ रहता है, अतः स्वास्थ्य को स्थायी एवं आरोग्यवान रखने के लिए नित्य प्रति दंत धावन करना चाहिए। स्वास्थ्य के इस रहस्य को जानने वाले हमारे स्वास्थ्य वैज्ञानिकों ने अनेक प्रकार की दातुनों को करने का विवरण प्रस्तुत किया जिनके द्वारा न केवल विभिन्न औषधीय प्रभाव हमारे शरीर को निरोग रखते हैं, किंतु अनेक अन्य लाभ भी प्राप्त होते हैं–
- लार ग्रंथियाँ सक्रिय होकर कार्बोज के पाचन को सरल करती हैं।
- स्वाद ग्रंथियाँ स्वाद के प्रति संवेदनशील रहती हैं।
- दातुन को चबाने से दाँत व मसूड़ों का पर्याप्त व्यायाम होता है।
- जबड़ों पर पड़ने वाले दबाव के प्रभाव से मस्तिष्क-तंत्रिकाएँ भी मजबूत होती हैं।
- मुख व चेहरे की पेशियों का व्यायाम होने से उनमें कसाव बना रहता है।

किंतु आज दातौन के प्रचलन को पिछड़ा तथा कष्टकारी जानकर हमारे समाज में विभिन्न टूथपेस्टों का प्रचलन हो गया है जिसके स्वास्थ्य संबंधित खतरनाक परिणामों का हम आगे वर्णन करेंगे।

अतः प्रयत्न यही हो कि या तो लकड़ी की दातौन की जाए अथवा अभाव की स्थिति में आयुर्वैदिक मंजनों का उपयोग हो।

- **व्यायाम**–स्वास्थ्य के प्रेमी तथा शरीर को पुष्ट, सुडौल, सुगठित सबल तथा निरोगता चाहने वाला प्रत्येक व्यक्ति प्रतिदिन नियमपूर्वक व्यायाम करे। व्यायाम शरीर में बल बुद्धि के साथ शरीर के संपूर्ण विजातीय पदार्थों, तत्त्वों, मलों व अन्य रासायनिक अवशिष्टों का निकास कर शरीर को निर्मल व पवित्र करता है। व्यायाम द्वारा शरीर की समस्त आंतरिक आंगिक क्रियाएँ सामान्य रूप से ठीक कार्य करती हैं, जिससे प्राकृतिक विकास की प्रक्रिया चलती रहती है। व्यायाम के संबंध में राष्ट्रपिता गाँधी जी का कथन है–"स्वस्थ मन के लिए स्वस्थ शरीर का होना आवश्यक है तथा स्वस्थ शरीर के लिए व्यायाम ही उपाय है।" इस हेतु शरीर एवं मन की निरोगता व स्वस्थता के लिए व्यायाम निश्चित करना चाहिए।

- **स्नान**–व्यायाम इत्यादि क्रियाओं के पश्चात् शीतल या ताजे जल से स्नान करना चाहिए। स्नान से जहाँ संपूर्ण रोम कूप स्वच्छ होकर शरीर के विजातीय तत्त्व बाहर आते हैं, वहीं शरीर अधिक ऑक्सीजन ग्रहण करता है।कुछ छात्र शीतकाल में या तो स्नान नहीं करते अथवा गर्म जल से स्नान करते हैं तथा ये दोनों ही स्थितियाँ शारीरिक स्वास्थ्य के लिए हानिकारक है। स्नान के लिए प्राकृतिक पदार्थों का प्रयोग ही उपयुक्त होता है।

- **ईश्वर पूजा**–स्नानादि से निर्मल व पवित्र होने के पश्चात् शांत मन से ईश्वर पूजन करना चाहिए। जिस प्रकार हमारा शरीर भोजन के अभाव में दुर्बल तथा रोगी हो जाता है, उसी प्रकार हमारा मन, विचार एवं आत्मा बिना भोजन के दुर्बल एवं रोगी होने लगते हैं।

- **स्वाध्याय**–ईश्वर पूजन से स्थिर हुई मति के साथ व्यक्तियों को अपना अध्ययन कार्य करना चाहिए। प्रातः काल बुद्धि पवित्र, तीव्र तथा एकाग्र होती है और थोड़े ही प्रयास से अधिकतम पाठ स्मरण हो जाता है। अधिकतम विद्यार्थी प्रातः काल की अपेक्षा सांयकाल या देर रात्रि तक पढ़ते हैं जो स्वास्थ्य व बुद्धि दोनों के लिए घातक होता है क्योंकि रात्रि में कफ वृत्ति एवं भोजन से उत्पन्न ऊष्मा मस्तिष्क पर दबाव डालते हैं तथा ऐसी स्थिति में अध्ययन के दुष्परिणाम निकलते हैं जो कुछ समय पश्चात् दिखलाई देते हैं अतः पाठ स्मरण का कार्य हमेशा प्रातःकाल ही करना चाहिए। प्रातः काल में पढ़ा विषय चिरस्थायी होता है।

- **प्रातःराश**–उपरोक्त सभी दैनिक आचरण के पश्चात् पौष्टिक प्रातःराश लेना चाहिए। प्रातःराश में दुग्ध, दही, दलिया, फल, रोटी इत्यादि लें। बिस्कुट, ब्रेड, इत्यादि बाजारू आहार का सेवन न करें।

एक आदर्श व्यक्ति उपरोक्त प्रातः कालीन दिनचर्या का पालन करे तथा तत्पश्चात् दैनिक कार्यों में संलग्न हो। इस प्रकार संयमित, नियमित व आदर्श दिनचर्या का आचरण जीवन को श्रेष्ठ बनाता है।

स्वास्थ्य संरक्षण एवं संवर्धन के लिए महत्त्वपूर्ण आयुर्वेद सम्मत दिनचर्या 'आयुर्वेद जीवनदर्शन' अध्याय के पेज 109 पर देखें।

III. स्वास्थ्य, भावनाएँ एवं तनाव प्रबंधन–

हमारे जीवन की समस्त शक्ति एवं साधनों को हमारा दृष्टिकोण ही दिशा, गति एवं समर्थता प्रदान करता है। हमारा स्वास्थ्य इस विकास यात्रा की धुरी है। इस रूप में स्वास्थ्य एवं दृष्टिकोण का परस्पर गहरा संबंध है। हमारी जटिल प्रकृति का परस्पर संतुलन पूर्ण समन्वय होने पर ही हम निषेधात्मक अवस्था, ऊर्जा एवं स्वभाव का प्रबंधन कर सकेंगे।

(i) स्वास्थ्य और भावनाओं का संबंध

(ii) स्वस्थ भावना की तकनीक

(iii) तनाव एवं हमारी प्रकृति

(iv) भय एवं तनाव का अन्तर्सम्बन्ध

(v) पहचानें अन्तर्मन का तनाव

(vi) तनाव का बीजारोपण – विद्यार्थी जीवन

(vii) सकारात्मकता एवं रोगों से मुक्ति

(viii) प्राप्त होने वाली ऊर्जा सकारात्मक है या नकारात्मक

(ix) मानसिक उपचार की तकनीकें

(x) नैतिक मूल्यों में छिपा है तनाव नियंत्रण

(xi) शांति ही प्रभु का मुझे सुंदर उपहार

(i) स्वास्थ्य और भावनाओं का संबंध

"कई बार हमारी स्वयं की रोशनी चली जाती है और यह किसी दूसरे व्यक्ति की चिंगारी से दोबारा सुलग उठती है। हममें से प्रत्येक व्यक्ति को उन लोगों के प्रति गहरी कृतज्ञता का भाव रखना चाहिए, जिन्होंने हमारे भीतर की 'लौ' को प्रज्ज्वलित किया है।"

हाँ हम बात कर रहे हैं, हमारे स्वास्थ्य के साथ हमारी भावनाओं से संबंध की। सच भी है कि अगर हम Emotion word (शब्द) का संधि-विच्छेद करेंगे तो इसका परिणाम हमें

e + motion प्राप्त होता है और इस प्रकार e का अर्थ है, Energy यानि ऊर्जा और motion का अर्थ हुआ प्रवाह। इस प्रकार हमारी मन की ऊर्जा का जो प्रवाह है, वही Emotion (भावना) है। अब हमें यह जानना है कि जहाँ इस ऊर्जा का प्रवाह होगा तो वहाँ इससे परिवर्तन भी होगा। विज्ञान ने भी इसको सिद्ध किया है कि जब भी हम बाह्य रूप से किसी भी वस्तु के ऊपर किसी भी प्रकार की ऊर्जा का प्रभाव डालेंगे तो उससे परिवर्तन अथवा बदलाव आएगा ही आएगा, अर्थात् रूपांतरण होगा जरूर। इस बात को प्रमाणित किया है, ऊर्जा संरक्षणता के नियम ने, अर्थात् ऊर्जा को न तो बनाया जा सकता है और न ही उसे खत्म किया जा सकता है। यह केवल एक अवस्था से दूसरी अवस्था में बदली जा सकती है, अर्थात् हमारे जो नकारात्मक विचारों की ऊर्जा है, वह भी कुछ न कुछ प्रभाव अवश्य डालेगी, या तो हमारे मन के ऊपर या हमारे शरीर पर। हमारे स्वास्थ्य पर सबसे ज्यादा प्रभाव होता है, हमारी भावनाओं का। अब ये भावनाएँ क्या हैं? दरअसल ये हमारे जीवन की ही नकारात्मक या सकारात्मक स्मृतियाँ होती हैं।

वास्तव में ये नकारात्मक स्मृतियाँ, हमारे जीवन में जो दुःखद घटनाएँ बीत चुकी होती हैं, हमारे जीवन के वे दुःखद अनुभव या घटनाएँ, जो पल हमने आज तक अपने जीवन में बिताए होते हैं और यही नकारात्मक स्मृतियाँ मन के अंदर रह जाती हैं। समय बीत जाता है, लेकिन यादें मन में ताजा बनी रहती हैं। फिर जब भी हम खाली बैठे होते हैं तो ये यादें मन के पर्दे (Screen) पर आती रहती हैं और हमारे मन की वैसी ही स्थिति बन जाती है, इसीलिए किसी ने बहुत ही अच्छा कहा है कि जैसी आपके मन में स्मृति होती है, वैसी ही आपके मन की स्थिति होती है और वैसा ही आपका मिजाज होता है। फिर जैसे-जैसे मन में समय के साथ भावनाएँ जागृत होती हैं अथवा उत्पन्न होती हैं, उनका प्रभाव तुरंत हमारे मानसिक स्वास्थ्य पर पड़ता है। इसी मानसिक स्वास्थ्य का प्रभाव हमारे शारीरिक स्वास्थ्य पर पड़ता है; और आगे चलकर इसी का प्रभाव हमारे सामाजिक, आर्थिक तथा वाणिज्य संबंधी स्वास्थ्य इत्यादि पर भी पड़ता है।

हम देखते हैं कि जब हमारे मन में किसी भी प्रकार की भावना उत्पन्न होती है, जैसे गलतफहमी की भावनाएँ या डर की एक साधारण सी भावना, तो हम हर समय दूसरों के प्रति शंकाएँ बनाने या व्यक्त करने लगते हैं कि कहीं फलाना व्यक्ति हमारे साथ धोखा तो नहीं करेगा या वो हमसे नाराज तो नहीं हो जाएगा इत्यादि। आप देखेंगे कि यही इतनी सारी भावनाएँ हैं, जो हमारे मन में होती हैं और ये भावनाएँ ही हमारे स्वास्थ्य पर प्रभाव डालती हैं। ये भावनाएँ जब तक हमें परेशान करेंगी, तब तक हम दूसरों की भावनाओं को समझ ही नहीं सकते।

हमें लगता है कि आज के समय में लोगों में जो अलगाव की प्रवृत्ति पनप रही है या जो परिवार टूट रहे हैं, इसका भी एक बड़ा कारण यही है कि हम एक ही छत के नीचे रहते हुए भी एक-दूसरे की भावनाओं को समझ नहीं पाते हैं और दूसरों को अपना नहीं बना पाते हैं। अतः दूसरों को हम तभी अपना बना सकते हैं, जब हम दूसरों की बातों एवं भावनाओं को समझें, लेकिन होता यह है कि हम दूसरों की बातों को समझे बिना ही अपनी इच्छा अर्थात् अपनी भावनाओं की सृष्टि कर लेते हैं कि बस हमारी बात सुन ली जाए, हमारा आदेश मान लिया जाए, हमें सम्मान, आदर प्राप्त हो जाए। बस यही **'हमें, हमें और सिर्फ हमें'** की ये माँगने

की जो इच्छा होती है, परिवार में भी यही बहुत सारी गलतफहमियाँ उत्पन्न करती हैं, दरार उत्पन्न करती हैं, क्योंकि देने की भावना तो आज के समय में जैसे समाप्त ही हो चुकी है।

> **"यदि इंसान में अंदरूनी योग्यता है, अच्छा ज्ञान है,**
> **तो लोग स्वयं ही उसका सम्मान एवं आदर करेंगे।"**

(ii) स्वस्थ भावना की तकनीक

> **"काश, यह 'जादू' आपके लिए एक नया संसार खोल दे**
> **और आपके संपूर्ण जीवन को खुशियों से भर दे।"**

अब हम बात करेंगे, ध्यान साधना से स्वास्थ्य को बनाए रखने की, लेकिन इससे पहले हम आपको यह दोबारा बताना चाहेंगे कि ध्यान साधना करते समय सर्वप्रथम अपनी आँखों को बंद करके अपने हृदय में एक सुंदर से विचार कि, "सभी मेरे अपने हैं और मैं इस धरती पर इन सभी की सेवा के लिए ही आया हूँ", को उत्पन्न कीजिए।

क्योंकि हम ध्यान साधना की बात कर रहे हैं तो हम यह बता दें कि ध्यान (योग) एक बहुत ही सर्वोत्तम विज्ञान है और अगर हम इसे परिभाषित करते हैं तो इसका एक अति सुंदर अर्थ निकलता है और वह यह कि बगैर तनाव के सजगता अथवा जागरूकता। यही ध्यान या योग है, अर्थात् हम अपनी जिम्मेदारियों को निभाते समय मन में यह विचार रखें कि जो कुछ भी हम कर रहे हैं, वह ईश्वर के आदेश से कर रहे हैं, तो आपका सारा बोझ समाप्त हो जाएगा तथा आप एक प्रकार का हल्कापन महसूस करेंगे। ये हल्कापन ही हमारे स्वास्थ्य को अच्छा रखता है।

🙏 *चलें अभ्यास की ओर—बस अपनी आँखें बंद करें तथा गहरी साँस लेकर यही सुंदर विचार अपने जीवन व मन में धारण कर लें तथा स्वयं से बातें करें कि मैं सिर्फ निमित्त मात्र हूँ, अर्थात् मैं करनहार हूँ और स्वयं परमेश्वर मुझसे ये सब करवा रहे हैं तो यह निर्मल विचार हमारे स्वास्थ्य को अच्छा रखता है। यह मान लें कि स्वयं परमात्मा ने सबकी सेवा के लिए ही मुझे यहाँ भेजा है, वही मुझसे ये सब करवा रहे हैं, इसलिए मुझे किसी भी वस्तु की चिंता नहीं है। इस प्रकार आप अपने मन को सुस्ताने दीजिए और महसूस कीजिए कि भगवान ने अपनी सर्वशक्तियाँ हमें प्रदान कर दी हैं।*

बहुत ही सुंदर इस विचार को यदि आप दिन में 10 बार दोहराएँगे तो आप यह अवश्य ही महसूस करेंगे कि आपका तन, मन, मनोभाव तथा संबंध सब पूरी तरह से स्वस्थ हो जाएँगे।

लोकमान्य तिलक ने भी कहा है कि **'शरीर को रोगी और दुर्बल रखने के समान कोई दूसरा पाप नहीं है।'** अतः हमें अपने को स्वस्थ रखने के लिए प्रतिबद्ध होना चाहिए।

(iii) तनाव एवं हमारी प्रकृति

> **"अपनी मुश्किलें गिनकर नियामतें खो देने से बेहतर है**
> **कि अपनी नियामतें गिनते समय गिनती भूल जाएँ।"**

अब देखिए, **'नानक दुखिया सब संसार'**, अर्थात् गुरूनानकजी कहते हैं कि संसार में सभी लोग किसी न किसी दुःख से दुःखी हैं। अब जरा सोचिए कि आखिर इस दुःख अथवा तनाव का कारण है क्या? संत कबीर ने कहा था कि–

"चलती चाकी देखकर, दिया कबीरा रोय,

दो पाटन के बीच में साबित बचा न कोय।"

संत कबीर के इस दोहे का अर्थ हम यहाँ इस संदर्भ में निकाल सकते हैं कि चक्की के दो पाटों (अर्थात् मन के तनाव तथा डर) के बीच पिस कर अनाज (हमारा स्वास्थ्य) का कोई एक दाना भी नहीं बचता, अर्थात् हमें अच्छे फल की प्राप्ति नहीं होती है और इस डर एवं तनाव के कारण ही हमें पछताना पड़ता है। कहते हैं–

"चिंता से चतुराई घटे, दुःख से घटे शरीर।

पाप से धन-लक्ष्मी घटे, कह गए दास कबीर।।"

कहने का तात्पर्य है कि चिंता के कारण हमारा मन-मस्तिष्क कोई भी कार्य ठीक से नहीं कर पाता, और दुःख हमें घेर लेता है, जिससे हमारा स्वास्थ्य ठीक नहीं रहता, वहीं पाप से धन-संपन्नता भी खत्म हो जाती है। यहाँ हम सर्वप्रथम बात करेंगे तनाव के कारण चिंता के बारे में। वास्तव में आज ये चिंता ही पूरी दुनिया के लिए एक चिंता बन गई है कि आखिर इस समस्या को दूर कैसे किया जाए?

अब हमारे लिए सबसे पहले यह जान लेना बहुत जरूरी है कि आखिर यह तनाव होता क्या है? दरअसल हमें ऐसा अनुभव हुआ है कि कई बार लोगों को यह अहसास तक भी नहीं होता कि तनाव है क्या? लेकिन फिर भी वे लोग उसके प्रभाव को महसूस करते हैं। हालात तो ऐसे हो गए हैं कि अब तो बच्चों को भी तनाव एवं दबाव जैसी समस्याओं का सामना करना पड़ रहा है, जिसके कारण उनके चेहरे की जो चमक या खुशबू होती है, वह तक गायब हो जाती है। सवाल यह है कि आखिर यह तनाव है क्या? यह तनाव होता क्यों है?

हम यह तो अच्छी तरह समझ ही सकते हैं कि हम सबके मन में हमेशा कोई न कोई विचार चलते ही रहते हैं और वैसे भी यह एक प्राकृतिक प्रक्रिया है, लेकिन यह भी सच है कि जब हमारे मन में सुंदर एवं सकारात्मक विचार होंगे तो अपने आप ही हमारे चेहरे पर एक मुस्कान रहेगी, मन के अंदर खुशी होगी, शांति होगी और इससे हमें एक आनंद की अनुभूति होगी, जिससे चेहरे पर संतुष्टि के भाव दिखाई देंगे। इसके विपरीत यह भी सत्य है कि जब कुछ नकारात्मक विचार हमारे मन में डेरा जमा लेते हैं तो उनका प्रभाव हम तुरंत महसूस करते हैं और वह यह कि सबसे पहले हमारी खुशी छिन जाती है, मन की स्थिरता समाप्त हो जाती है और हम कुछ न करते हुए भी दबाव एवं तनाव की स्थिति में बने रहते हैं।

हम एक उदाहरण लेते हैं; पहाड़ों से आने वाले पानी का बहाव प्राकृतिक होता है, तो यह हर प्रकार से मनुष्य के लिए उपयोगी होता है अर्थात् सिंचाई के लिए, पीने के लिए आदि, मगर जब इसी पहाड़ों से बहकर आते पानी को मजबूर करके रोका जाता है तो यह पानी अपनी प्रकृति के अनुसार छूटने की कोशिश करता है, जिसके कारण पानी अपने बहाव की दिशा बदलने की कोशिश करता है और फिर यही पानी विनाश लाता है, यानि इस तनाव के कारण हम अपने

मन के अंदर के विचारों को एक सही दिशा नहीं दे पाते हैं, जिसका परिणाम यह होता है कि हम दबाव तथा तनाव से ग्रस्त हो जाते हैं।

हम चाहते हुए भी उस काम को करने के लिए अपने मन को स्थिर नहीं रख पाते और स्वयं को बहुत अशांत महसूस करने लगते हैं।

दरअसल उस समय दबाव के कारण जो डर होता है, वह हमें खुश नहीं रहने देता। अब यह बात भी सच ही है कि जब किसी व्यक्ति को तनाव होता है तो दुनिया की सारी सुख-सुविधाएँ होने के बाद भी वह स्थिर या खुश नहीं रह सकता।

"चिंता जीवन का शत्रु है और डर पतन का कारण।"

(iv) भय एवं तनाव का अन्तर्सम्बन्ध

"क्यों व्यर्थ चिंता करते हो? किससे व्यर्थ डरते हो?

कौन तुम्हें मार सकता है? आत्मा न पैदा होती है

न मरती है। भविष्य की चिंता न करो।"

अक्सर लोग यह पूछते हैं कि क्या डर और तनाव एक-दूसरे से जुड़े हैं? यहाँ पर इसका उत्तर यह है कि 'डर' कारण है, तथा तनाव उससे उत्पन्न होने वाली क्रिया, अर्थात् यदि 'डर' न होता, तो तनाव भी नहीं होता। इसी प्रकार 'डर' का भी कोई न कोई कारण होगा। अतः किसी हानिकारक 'परिणाम' या 'कार्य' या 'क्रिया' को समाप्त करना है, तो उसके कारण को खोजिए और उसे खत्म कीजिए। डर हमारे ऊपर एक दबाव बनाता है और हम उस कार्य को करने अथवा इस दबाव के कारण ही तनाव में आ जाते हैं, तो कुल मिलाकर यही सामने आता है कि डर और तनाव निकट संबंधी हैं।

एक सदाचारी व्यक्ति निडर एवं निर्भीक होकर रहता है। किंतु दुराचारी एवं दुर्गुणों से युक्त व्यक्ति हमेशा डर के साये में रहता है।

चाणक्य नीति में भी कहा गया है–

"जिस प्रकार नाव का छेद उसे ले डूबता है,

उसी तरह मनुष्य के दुर्गुण उसे ले डूबते हैं।"

अर्थात् अब हम यहाँ इस नीति को इस अर्थ में ग्रहण कर सकते हैं कि नाव का छेद उसे नदी में डुबा देता है और मानव के दुर्गुण यानि डर और तनाव उसे ले डूबते हैं।

"संघर्ष के बाद ही दुनिया में चमत्कार मुमकिन होते हैं।"

(v) पहचानें अन्तर्मन का तनाव

"यदि आप अपने मन के संशयों को दूर नहीं करते

तो मानो आप कैंसर की बीमारी को बढ़ने दे रहे हैं।"

शेक्सपियर ने कहा था कि **'मन वह सफेद कपड़ा है, जिसे जिस रंग में डुबो दोगे, उस पर वही रंग चढ़ जाएगा'**, तो जरा सोचिए कि हम यदि तनाव को मन पर हावी होने देंगे, तो आप तनाव में ही डूब जाएँगे।

अब जरा सोचिए कि हम यह कैसे जानेंगे कि कौन व्यक्ति तनाव में है? दरअसल होता यह है कि हमारा मन और हमारा चेहरा, ये दोनों एक-दूसरे से जुड़े हुए होते हैं और इस प्रकार मन में जो भी भाव होते हैं, वे हमारे चेहरे पर तुरंत ही प्रकट हो जाते हैं। वैसे आप सब जानते ही हैं कि मनुष्य का चेहरा ही उसके मन का आइना (दर्पण) होता है, इसलिए जो भी विचार आपके मन में होते हैं, वे तुरंत ही आपके चेहरे पर दिखाई देने लगते हैं या हमारे काम से प्रकट हो जाते हैं या फिर हमारे हाव-भाव ही हमारे मन की स्थिति को प्रकट कर देते हैं। इस मन में उत्पन्न विचारों के कारण ही हम तनाव में आ जाते हैं, जो कि हमारे स्वास्थ्य पर बुरा असर डालता है, और हम अक्सर बीमार रहने लगते हैं।

कहने का तात्पर्य यह है कि हमारे मन के विचारों का प्रभाव तुरंत प्रकट हो जाता है, फिर चाहे हम अपने चेहरे पर कितनी भी बनावटी हँसी रखने की कोशिश करें और यह दर्शाएँ कि हम बिल्कुल भी तनाव में नहीं हैं, लेकिन मन की अस्थिरता सामने वाले व्यक्ति के मन तक पहुँच ही जाती है। मन की यह अस्थिरता अर्थात् तनावग्रस्तता हमें विभिन्न रोगों की जद (चपेट) में पहुँचा देती है। डॉ. जोसेफ मर्फी ने अपनी पुस्तक 'आपके अवचेतन मन की शक्ति' में कहा है कि–

"आपके शरीर के सभी कार्यों, स्थितियों (मनोभावों) और अनुभूतियों पर आपके मन का पूरा नियंत्रण होता है।"

कहने का तात्पर्य यह है कि यदि हम तनाव के समय मन के विचार बदल लें तो हमारे मन की दशा भी बदल जाती है और हमारे स्वास्थ्य पर भी कोई विपरीत असर नहीं होता।

आपने अक्सर यह महसूस किया होगा कि जब हम किसी बात को लेकर अत्यधिक सोच रहे होते हैं और उसी बात को लेकर विचारों में डूबे होते हैं तो प्राकृतिक रूप से हम अपने कार्य पर पूरी तरह ध्यान नहीं दे पाते हैं, हमारे कार्य की स्थिति से भी यह पता चल जाता है कि हमारे मन की दशा कैसी है, अर्थात् हम कहीं न कहीं किसी न किसी विचार को लेकर उलझन में हैं। यही कारण है कि आपके क्रियाकलापों से आपके मन को पढ़ा जा सकता है कि आप तनावग्रस्त हैं।

"चिंता एक काली दीवार की भाँति है, जो चारों ओर से घेर लेती है, जिसमें से निकलने की फिर कोई गली नहीं सूझती।"

(vi) तनाव का बीजारोपण - विद्यार्थी जीवन

"असतो मा सद्गमय।

तमसो मा ज्योतिर्गमय।।

मृत्योर्मा अमृतं गमय।। (प्रार्थना)

अर्थात् "हे ईश्वर मुझे असत्य से सत्य की ओर ले चलो, अंधकार से प्रकाश की ओर ले जाओ तथा मृत्यु से अमरता की ओर ले चलो।"

वर्तमान समय में प्रतिस्पर्द्धा इतनी अधिक बढ़ गई है कि सभी लोग अपने करियर को लेकर एक दबाव-सा महसूस करते हैं और यह दबाव ही तनाव का कारण होता है। अपने बच्चों का

अच्छा करियर बनाने के लिए अभिभावक (Parents) बच्चों के ऊपर दबाव बनाते हैं, क्योंकि लोगों की यह मानसिकता बन गई है कि यदि वे दबाव नहीं डालेंगे तो बच्चे पढ़ाई नहीं करेंगे और अगर पढ़ाई नहीं करेंगे तो अच्छा करियर कैसे बनेगा? लेकिन जरा सोचिए क्या यह ठीक है? हम देखते हैं कि विद्यार्थियों के ऊपर दो तरह का दबाव होता है, जिसमें एक प्रतिस्पर्धा का तथा दूसरा उनके अभिभावकों द्वारा सफलता के लिए उन पर डाला जाने वाला दबाव होता है। इस तरह विद्यार्थियों पर दोनों तरह के दबाव एक साथ पड़ते हैं और उनके मन में यह बात बैठ जाती है कि यदि हमने ठीक से तैयारी नहीं की, तो हमारा करियर तो खराब होगा ही होगा, इसके साथ-साथ अभिभावकों के साथ हमारे संबंध भी खराब हो जाएँगे या अब हमारे अभिभावक हमें ज्यादा प्यार नहीं करेंगे। यही सोच-सोच कर बच्चे तनाव का शिकार हो जाते हैं, जिससे उनके स्वास्थ्य पर भी विपरीत असर पड़ता है और कभी-कभी वे गंभीर रूप से बीमार तक हो जाते हैं।

अक्सर अभिभावकों से इस दबाव के बारे में बात करने पर वे इस बात की दलील देते हैं कि अगर हम अपने बच्चों पर दबाव नहीं डालेंगे तो वे अपनी जिम्मेदारी को निभा नहीं पाएँगे; लेकिन वे यह बात भूल जाते हैं कि जब वे बच्चों को डराते हैं तो उनकी जहाँ शिक्षा के प्रति एकाग्रता का स्तर घट जाता है, वहीं तनाव में आने के कारण वे गंभीर बीमारी की चपेट में भी आ जाते हैं।

बड़ी साधारण-सी बात है कि जब मन में डर होता है तो हमारा मन उस जगह पर उपस्थित ही नहीं होता है, जहाँ होना चाहिए या कह लीजिए कि हमारा मन उस कार्य (शिक्षा आदि) में लगता ही नहीं, जिसमें उसे लगना चाहिए। मतलब यह कि हमारा मन किसी अन्य बात को ग्रहण करने के लिए उस जगह या कार्यस्थल पर लगता ही नहीं है।

अब अगर हम दूसरी ओर देखें तो अभिभावक अपने बच्चों को अच्छे करियर के लिए सकारात्मक प्रेरणा भी तो दे सकते हैं कि यदि वे अच्छे नंबर लाएँगे तो उनका करियर बहुत अच्छा होगा, लोगों का उनके प्रति सकारात्मक नजरिया होगा, उनका सम्मान होगा। इस तरह आप देख सकते हैं कि एक ही बात को हम दो तरीकों से बच्चों के सामने रख सकते हैं, यानि आप बच्चों को डराने की बजाय प्रेरित भी कर सकते हैं। आपने अक्सर यह देखा होगा कि बहुत सारे स्कूल-कॉलेज विद्यार्थियों को शिक्षा के प्रति प्रेरित करने के लिए ईनाम (Prize) रखते हैं, जैसे कि यदि वे 90 प्रतिशत से अधिक अंक परीक्षा में ले आएँगे तो उनको बाइक मिलेगी या फिर कहीं अच्छी जगह घूमने का मौका मिलेगा।

हम एक बात और कहना चाहेंगे कि अभिभावकों को भी अपने बच्चों को भली प्रकार से अच्छी शिक्षा प्राप्त करने के लिए प्रेरित करते हुए मार्गदर्शन करना चाहिए, जैसे कि परीक्षा में कोई ऐसा प्रश्न नहीं होगा कि जिसका उत्तर उन्हें नहीं पता हो, इत्यादि।

**"सफलता के विचार में सफलता के सभी तत्त्व शामिल हैं,
लेकिन मानसिक शांति के बिना सच्ची सफलता संभव नहीं होती।"**

(vii) सकारात्मकता एवं रोगों से मुक्ति

"सारे रोगों और कुंठाओं की वजह नकारात्मकता है,
यदि हम नकारात्मकता पर ध्यान केंद्रित करेंगे तो हमारा अवचेतन मन
इसी के अनुरूप कार्य करेगा और हम स्वयं अपनी ही उन्नति रोक देंगे।"

हम देखते हैं कि ज्यादातर हमारे मन में नकारात्मक विचार ही होते हैं, लेकिन हम सिर्फ ध्यान योग साधना को अपनाकर ही सकारात्मक सोच विकसित कर सकते हैं। दरअसल हम इस संसार के साथ केवल इस शरीर के माध्यम से ही जुड़े होते हैं और जब तक हम स्वयं को शरीर समझते हैं, तब तक संसार की संपत्ति को ही अपनी वास्तविक संपत्ति समझते हैं, अर्थात् इसी को अपना सब कुछ समझते हैं, लेकिन जब हमको यह एहसास होता है कि लोग हमसे दूर जा रहे हैं या हमारी संपत्ति हमसे दूर जा रही है अथवा हमारा शरीर साथ नहीं दे रहा है तो हमें लगता है कि हमारा अस्तित्व ही समाप्त हो रहा है।

जब हम केवल शरीर को ही अपना अस्तित्व मानते हैं तथा भौतिक जगत तक ही स्वयं को केंद्रित कर लेते हैं तो हम स्वयं को एक संकुचित दायरे में कैद कर लेते हैं। विचारों की यह संकीर्णता हमारे अंदर भिन्न-भिन्न प्रकार के मनोविकारों को जन्म देती है। सोचिए, यदि केवल शरीर तक ही हमारे अस्तित्व की सीमा होती तो शरीर तो मृत्यु के पश्चात् भी मौजूद रहता है, फिर वह निश्चल क्यों पड़ा रहता है? अपने विचारों को संकीर्णता के दायरे से बाहर निकालिए और अपने चारों तरफ एक ऐसा वातावरण बनाइए, जो आपको भी खुशी दे और दूसरों को भी खुश रखे।

'नकारात्मक विचारों को लेकर ना ही परेशान हों और ना ही
उन्हें समाप्त करने के बारे में ज्यादा सोचें,
बस सकारात्मक विचारों को ही बढ़ाने पर एकाग्रता स्थापित करें।'

आइए इस सुंदर विचार के साथ इस पहले उपाख्यान से आप स्वयं को याद दिलाइए कि आप संपूर्ण रूप से स्वस्थ हैं। जिस पल से आप इस विचार को अपने अवचेतन मन में धारण कर लेंगे, उसी पल से इस प्रभाव का असर आपके तन-मन पर होने लगेगा।

आज हम जिस संसार में रह रहे हैं, वह मानवीय विचारों की ही अभिव्यक्ति है। आज हम जिस हवाई जहाज में बैठकर सात समुंदर पार की यात्रा कर लेते हैं, उसका जन्म पहले-पहल विचारों के रूप में ही हुआ था, और आज हम उस विचार का साकार स्वरूप देख रहे हैं। ये हमारे विचार ही हैं, जो हमें अच्छा-बुरा, अमीर-गरीब या स्वस्थ-अस्वस्थ बनाते हैं। अतः अपने विचारों को सकारात्मक दिशा दीजिए और स्वस्थ एवं सुखी जीवन को अपना लक्ष्य बनाइए।

(viii) प्राप्त होने वाली ऊर्जा सकारात्मक है या नकारात्मक

किसी भी कार्य को करने के लिए शक्ति की आवश्यकता होती है, और शक्ति केवल अच्छे स्वास्थ्य में ही निहित होती है, फिर वह चाहे शारीरिक शक्ति हो या मानसिक शक्ति।

सकारात्मक ऊर्जा हमारे चारों तरफ के वातावरण को हर्षोल्लास से भर देती है, जबकि नकारात्मक ऊर्जा निराशा, कुंठा और उदासी को जन्म देती है। जब भी हम किसी प्रसन्नचित्त

व्यक्ति से मिलते हैं, तो हमें अपने अंदर भी उत्साह एवं प्रसन्नता की अनुभूति होती है, इसके विपरीत यदि कोई क्रोधी या उदासीन व्यक्ति मिलता है, तो अनुभूति भी इसके विपरीत ही होती है। स्वाभाविक बात है कि जब हम किसी व्यक्ति से गुस्से में बात करते हैं तो वह भी हमारे ऊपर आक्रमण (आक्षेप लगाना, इत्यादि) करना शुरू कर देता है। आप देखेंगे कि उसने भी वैसी ही प्रतिक्रिया व्यक्त की। धीरे-धीरे उसकी क्षमता कम होने लगती है, क्योंकि जब आप-हम किसी के ऊपर गुस्सा करते हैं तो सामने वाले व्यक्ति को लगता है कि वह कुछ नहीं कर पाएगा।

इसी प्रकार आप देखेंगे कि जब हम किसी के ऊपर बार-बार गुस्सा करते हैं तो सामने वाले व्यक्ति के हृदय की धड़कन बढ़ जाती है और अगर हम किसी व्यक्ति को किसी बात पर दबाते हैं तो स्वाभाविक रूप से उसका रक्तचाप (Blood Pressure) बढ़ने लगता है और कभी-कभी यह 100 से भी पार चला जाता है। न केवल उस व्यक्ति की, बल्कि हमारे भी हृदय की धड़कनें बढ़ने लगती हैं और साथ ही हमारा भी रक्तचाप बहुत अधिक बढ़ जाता है तथा मुँह तक लाल हो जाता है। आप देखते हैं कि आजकल हृदयघात बहुत अधिक होने लगे हैं। यह एक वैज्ञानिक रूप से सिद्ध तथ्य है कि प्रत्येक क्रिया की समान एवं विपरीत दिशा में प्रतिक्रिया होती है, "Every action takes reaction, equal and in opposite direction" अतः यदि हम चाहते हैं कि हमारे चारों तरफ का वातावरण खुशनुमा एवं हर्षोल्लास से भरा हो तथा लोगों में सद्भावना एवं आपस में प्रेम हो, तो स्वयं हमें दूसरों के साथ इस प्रकार का आचरण करना होगा। केवल तभी हम अपने चारों तरफ के वातावरण को स्वास्थ्यप्रद एवं उत्साहवर्धक बना सकेंगे।

इसी प्रकार आप देखेंगे कि अगर आप किसी व्यक्ति को डराते हैं तो उसका पाचन तंत्र गड़बड़ाने लगता है और इसी डर की वजह से कई लोगों को भूख भी नहीं लगती है। वे बस इधर से उधर चक्कर लगाते रहते हैं। यहाँ हम आपको एक चुटकुला सुनाते हैं–

"एक बार एक व्यक्ति अपने घर में तेज-तेज टहल रहा होता है। यह देखकर उसकी पत्नी हैरान होकर टहलने का कारण पूछती है तो वह कहता है कि कल एक तारीख है, किराया कैसे दूँगा?

तो पत्नी कहती है कि मैं आपकी परेशानी अभी खत्म कर देती हूँ। यह कहकर वह मकान मालिक को बोल आती है कि कल हम किराया नहीं दे पाएँगे।

अब किराएदार तो सो गए लेकिन मकान मालिक चक्कर काटने लगा।"

इससे यह स्पष्ट होता है कि हमारे प्रत्येक विचार का प्रभाव हमारे मस्तिष्क और शरीर दोनों पर पड़ता है। आपने अक्सर देखा होगा कि जब हम तनाव में होते हैं तो अचानक हमको साँस लेने में तकलीफ होती है, और हम साँस नहीं ले पाते। आप देखेंगे कि हमारे हर एक विचार का प्रभाव हमारे शरीर पर तुरंत पड़ता है। किसी ने ठीक ही कहा है कि "चेहरा मन का दर्पण है," अर्थात् जो कुछ हमारे मन के अंदर होता है, वह सब हमारे चेहरे पर दिखाई देता है, अर्थात् यदि आप खुश हैं या उदास हैं तो दोनों ही स्थितियों के भाव आपके चेहरे पर तुरंत दिखाई दे जाएँगे। इसी तरह जब हम चिंतित होते हैं तो यह भी हमारे चेहरे पर दिखाई दे जाता है। हालाँकि

चेहरे से तो हम केवल भावनाएँ ही पढ़ पाते हैं, लेकिन उसका प्रभाव पूरे शरीर पर पड़ता है। उदाहरण के लिए उदासी में जहाँ भूख आपके पास फटकती तक नहीं है, वहीं खुशी में आप किसी भी चीज को पचा लेते हैं। किसी ने कहा है–

"जो अच्छे स्वास्थ्य का आनंद लेता है,

वह अमीर है, हालाँकि उसे स्वयं यह बात मालूम नहीं होती।"

बहरहाल हजारों भावनाएँ हैं, जिनका प्रभाव तुरंत हमारे शरीर पर पड़ता है, इसलिए चिकित्सा विज्ञान भी बताता है कि एक दिन में हमारी 16 मनोदशाएँ होती हैं। किसी ने बहुत खूब ही कहा है–

"मन के हारे हार है, मन के जीते जीत"

अर्थात् ये मनोदशाएँ हमारे मन की भावनाओं पर निर्भर करती हैं।

"हमारे भीतर की प्राकृतिक शक्तियाँ ही रोग की सच्ची उपचारक हैं।"

(ix) मानसिक उपचार की तकनीकें

"ईर्ष्या, डर, तनाव एवं चिंता, आपकी तंत्रिकाओं और

ग्रंथियों को नष्ट कर देते हैं, इन्हीं से सभी तरह

की मानसिक तथा शारीरिक बीमारियाँ पनपती हैं।"

अब तक हमने शारीरिक ज्ञान पर ही बात की है, लेकिन यहाँ हम आपको मानसिक स्वास्थ्य के अर्थ और उपचार की जानकारी देते हैं, क्योंकि हम अक्सर सुनते हैं कि अमुक व्यक्ति मानसिक रूप से स्वस्थ नहीं है।

वास्तव में जब हम स्वास्थ्य की बात करते हैं तो अक्सर लोग अपनी नजरों को शारीरिक स्वास्थ्य पर केंद्रित कर लेते हैं, लेकिन एक सच यह भी है कि बाहरी रूप से बलवान दिखने वाला व्यक्ति भी मानसिक तौर पर अस्वस्थ हो सकता है, अर्थात् उसका मनोबल कम हो सकता है। अतः अक्सर हम यही देखते हैं कि लोग शारीरिक बीमारी को ही देखते हैं, जबकि सच तो यह है कि जितना कष्ट हमें शारीरिक अस्वस्थता में नहीं होता, उससे कहीं ज्यादा अस्वस्थता हम मानसिक बीमारी के दौरान महसूस करते हैं, इसलिए हमें इस बात को गहराई से समझना है कि शारीरिक सामर्थ्य (भुजबल) से अधिक महत्त्वपूर्ण मानसिक सामर्थ्य (मनोबल) है, अर्थात् मानसिक रूप से स्वस्थ होना जरूरी है। यानि मनोबल अधिक महत्त्वपूर्ण होता है।

आप-हम देखते ही हैं कि शारीरिक बल के लिए तो हमने पौष्टिक भोजन ग्रहण कर लिया, व्यायाम तथा योग भी कर लिया, लेकिन मन के लिए कभी कुछ किया ही नहीं, कभी ध्यान ही नहीं दिया कि मन के स्वास्थ्य के लिए भी कोई टॉनिक है या कोई अन्य दवाई है।

आपने कभी ध्यान दिया है कि बहुत सारे लोग ऐसे होते हैं, जिनको वैसे तो कोई रोग नहीं होता, लेकिन उनका मनोबल इतना कमजोर होता है कि अगर उनके आस-पास कोई दूसरा व्यक्ति भी बीमार पड़ जाए तो उस व्यक्ति से ज्यादा कष्ट उनको होने लगता है। यहाँ हम एक उदाहरण देना चाहेंगे, वह यह कि कई बार हम बहुत सारे बच्चों को देखते हैं कि वे बीमार होते

हैं, लेकिन उनसे ज्यादा बीमार उनकी माताएँ नजर आती हैं, कहने का तात्पर्य यह है कि शारीरिक बीमारी बच्चे को हुई होती है, लेकिन उससे दिमागी बीमारी उनकी माँ को होने लगती है। इससे कष्ट माँ को ज्यादा होता है, कहते हैं ना **"माँ प्यार की मूरत है!"** आप जानते ही हैं कि यदि मन की शक्ति नष्ट हो जाए तो सारा शरीर ही रोगी नजर आता है। यह भी सच ही है कि जो व्यक्ति मानसिक रूप से शक्तिशाली होता है, उसे चाहे कई सारे रोग भी हो जाएँ तो भी ये बीमारियाँ उसके चेहरे पर दिखाई तक नहीं देतीं और यही कारण है कि वह व्यक्ति बहुत जल्दी ही एक असाध्य बीमारी तक से भी मुक्त हो जाता है। यकीन मानिए, ये सब महत्त्वपूर्ण बातें हैं तथा दुनियाभर के डॉक्टर्स भी इसी बात को मानते हैं कि जब तक कोई व्यक्ति अपने मन से नहीं हारता है, तब तक वह किसी भी बीमारी से हार नहीं सकता है।

"आपकी मनोकामना ही आपकी प्रार्थना है। इसी समय अपनी मनोकामना पूरी होने की तस्वीर बनाइए और इसकी वास्तविकता महसूस कीजिए, क्योंकि एक मानसिक तस्वीर हजार शब्दों के बराबर होती है, अतः आप जिस तस्वीर को अपने मन में रखेंगे, आपका मन उसे हकीकत में बदल देगा, अर्थात् आपकी मनोकामना सचमुच पूरी हो जाएगी।"

अतः हमारा कहना यही है कि मानसिक स्वास्थ्य, शारीरिक स्वास्थ्य से कहीं ज्यादा महत्त्वपूर्ण होता है। अब यही देखिए कि वास्तव में हमें किसी पदार्थ में या वायुमंडल में अणु दिखाई नहीं देता, लेकिन फिर भी हम जानते हैं कि उसमें सबसे अधिक शक्ति होती है, इसी प्रकार बिजली हमें दिखाई नहीं देती, लेकिन उसका भी प्रभाव हमें दिखाई दे जाता है, जैसे हम बल्ब जलता हुआ, पंखा चलता हुआ देखते हैं, लेकिन उससे भी अधिक महत्त्वपूर्ण वह ऊर्जा होती है, जो उस तार में बहती है और रोशनी कर देती है क्योंकि उसके न होने पर न तो बल्ब जलेगा और न पंखा चलेगा।

हमारे मन की शक्ति विद्युत (बिजली) की तरह ही है, जो इतनी जल्दी प्रभाव दिखाती है कि हम उसके माध्यम से सभी कार्य कर सकते हैं और अपने जीवन की हर समस्या, हर परेशानी को खत्म कर सकते हैं।

चूँकि मन दिखाई नहीं देता, उसमें उपस्थित बिजली नजर नहीं आती, इसलिए हम उसे नजरअंदाज कर देते हैं। दरअसल होता यह है कि अक्सर लोगों के जीवन में पहले से ही सबसे बड़ी कमी यह है कि जो चीजें हमें नजर आती हैं, हम केवल उन्हीं को महत्त्व देते हैं और जो चीजें हमें दिखाई नहीं देतीं, उन्हें कोई महत्त्व देते ही नहीं हैं, अतः कविता की इन पंक्तियों पर ध्यान दीजिए–

ऐ मेरे मन!
तू सदैव निर्मल, दृढ़ बन!
चाहे कितने ही झंझावातों का हो सामना,
चाहे कितनी मुश्किलें करें परेशां,
मिटे न तुझमें से लगन।।
ऐ मेरे मन!

इन पंक्तियों से हमें यह संदेश मिलता है कि हमें अपना मन चाहे कितनी ही मुश्किलें आएँ हमेशा दृढ़ और निर्मल रखना चाहिए।

हम अपनी भौतिक संपत्ति की तो हर प्रकार से रक्षा करना चाहते हैं, यहाँ तक कि रिक्शे वाले को भी कम से कम पैसे देकर काम चलाना चाहते हैं किंतु कभी भी अपने मन की संपत्ति अर्थात् मानसिक शक्ति को बचाने का प्रयास तक नहीं करते और इस मानसिक हानि का सबसे बड़ा नुकसान यही होता है कि जो विचार हमारे वश में होने चाहिए, हम उन विचारों का प्रबंधन नहीं कर पाते, बल्कि ये विचार ही हमारे जीवन का प्रबंधन करने लग जाते हैं। होता यह है कि हमारा मन ही हमारे नियंत्रण में नहीं रहता है।

आज बहुत सारे मनोवैज्ञानिक इस खोज में लगे हुए हैं कि आजकल व्यक्ति इतना अधिक मनोरोगी क्यों बनता जा रहा है? उन्होंने भी इस बढ़ती मानसिक बीमारी का कारण यही बताया है कि मनुष्य के मन की शक्तियाँ व्यर्थ (खराब) हुई जा रही हैं और केवल योग साधना (Healing Touch) से ही ये शक्तियाँ वापस प्राप्त की जा सकती हैं। मैथिलीशरण गुप्त भी कहते हैं–

नर हो न निराश करो मन को

कुछ काम करो, कुछ काम करो।

अर्थात् यदि हम स्वयं को इस संसार में श्रेष्ठ बनाना चाहते हैं तो हमें अपने मनोबल को ऊँचा उठाकर अपनी आशा को बलवती बनाना होगा।

"आत्मविश्वास सरीखा दूसरा कोई मित्र नहीं।

आत्मविश्वास ही भावी उन्नति की सीढ़ी है।"

(x) नैतिक मूल्यों में छिपा है तनाव नियंत्रण

"शक्ति और उत्साह युक्त मनुष्य के लिए कुछ भी अप्राप्य नहीं है।"

आज हम जहाँ भी जाते हैं तो लोगों की जुबान पर अक्सर यह सवाल होता है कि क्या हम अपने तनाव को कम या समाप्त कर सकते हैं? क्या तनाव कम हो सकता है? या तनाव को हम नियंत्रित कैसे करें?

इस सवाल का जवाब देने से पहले हम, रॉन्डा बर्न द्वारा अपनी पुस्तक 'जादू' में कही गई कुछ बातों की ओर आपका ध्यान दिलाना चाहेंगे, वे ये कि,

'अक्सर जब हम अपनी नियामतें (गुणों तथा उपलब्ध संसाधनों इत्यादि)

नहीं गिनते हैं तो हम अनजाने में ही नकारात्मक चीजों को गिनने के जाल में

फँस सकते हैं, अर्थात् जब हम उन चीजों के बारे में बात करते हैं,

जो हमारे पास नहीं हैं, तो हम निश्चित रूप से नकारात्मक

चीजों को गिन रहे होते हैं।'

यही हम कहते हैं कि ये जो नकारात्मक विचार हैं, यही तनाव के कारण हैं और इन्हीं से बीमारियों की भी शुरुआत होती है। आज हालात ऐसे हो गए हैं कि बहुत से लोगों ने यह मान लिया है कि तनाव के बिना तो जिंदगी चल ही नहीं सकती, अर्थात् जिंदगी में तनाव तो होगा ही होगा।

लेकिन जरा सोचिए क्या आज से 50–60 साल पहले भी लोग तनाव का सामना करते थे? आज से 50–60 साल पहले अगर आप देखेंगे तो पाएँगे कि उस समय के लोगों के पास भौतिक

संसाधन बहुत ही कम होते थे, यानि विकास था ही नहीं, परंतु फिर भी लोग शांतिपूर्वक और स्वस्थ जीवन जीते थे और कोई तनाव भी नहीं था, किंतु आज जब हमारे पास भरपूर मात्रा में भौतिक संसाधन उपलब्ध हैं, तो भी हम खुश क्यों नहीं हैं? हमारे पास खुशी आखिर है क्यों नहीं? दरअसल आज हम में यह डर समा गया है कि कहीं हमसे कोई ये सब छीन न ले, इतनी मेहनत करके जो हमने ये सब इकट्ठा किया है, ये सब कहीं हम से दूर न चला जाए। यही सोच-सोच कर हम तनाव में आकर बीमारियों को निमंत्रण दे रहे हैं। कहने का अर्थ यह है कि आज जो हमारे मन में डर है, वह पहले नहीं था। पहले खुशी ज्यादा होती थी और लोग भौतिक पदार्थों की बजाय आपसी संबंधों पर ज्यादा ध्यान देते थे, यानि वे रिश्तों को अहमियत देते थे, जिससे उनका स्वास्थ्य भी उत्तम होता था। जीवन में जब पुराने समय की बातों के मूल्य घटने लगे, तभी से हम तनावग्रस्त होने लगे हैं और तनावग्रस्त हुए भी हैं, इसलिए हमें लगता है कि यदि हमें तनाव को नियंत्रित करना है या तनाव से मुक्त होना है तो सबसे पहले हमें नैतिक मूल्यों को अपनाना ही होगा, क्योंकि यही नैतिक मूल्य तनाव को कम करने का एक तरीका है।

"इंद्रियों और अंतःकरण की व्यर्थ चेष्टाओं का नाम प्रमाद है।"

(xi) शांति ही प्रभु का मुझे सुंदर उपहार

**"शांति तभी मिल सकती है, जब मनुष्य का
अपनी वृत्तियों पर नियंत्रण हो।"**

यहाँ हम जानेंगे कि ध्यान, साधना अर्थात् योग से किस प्रकार तनाव को कम कर सकते हैं?

चाणक्य नीति में बताया गया है कि **'शांति के समान दूसरा तप नहीं है और जब तक हमारे मन में शांति नहीं होगी तब तक तनाव से मुक्ति संभव नहीं होगी।'** शांति प्राप्ति का सबसे बढ़िया तरीका है योग। तो सर्वप्रथम हम जान लेते हैं कि योग है क्या?

दरअसल, बिना किसी तनाव, चिंता के ध्यानमग्न होना ही योग साधना है।

आज हम देखते हैं कि विद्यार्थी अपनी पढ़ाई में पूरे ध्यान से लीन हैं, लेकिन क्या वे बिना किसी तनाव के शिक्षा ग्रहण कर रहे हैं, या फिर हम देखते हैं कि लोग अपने पूरे परिवार को जिम्मेदारियों के साथ सँभाल रहे हैं, क्या वे ये सब बिना किसी तनाव के कर पा रहे हैं? दरअसल, आज विद्यार्थी और लोग इसी उधेड़बुन में लगे रहते हैं या कह लीजिए कि उन्हें यही तनाव घेरे रहता है कि हाय! हम ये सब कैसे सँभालेंगे? कैसे अपने परिवार का प्रबंधन करेंगे? और यही सब कारण स्वास्थ्य को प्रभावित करते हैं। आइए हम तनाव से मुक्ति के लिए एक अभ्यास करते हैं–

🔱 **चलें अभ्यास की ओर**–सर्वप्रथम आँखें बंद करके आप गहरी साँस लीजिए। अब अपने मन में विचार कीजिए कि मैं संपूर्ण रूप से शांत आत्मा हूँ। शांति ही मेरे जीवन का आधार है। शांति ही प्रभु का मुझे उत्तम एवं सुंदर उपहार है। अब आप स्वयं को याद दिलाइए कि आपको कोई भी विघ्न सता नहीं सकता है। आप संपूर्ण रूप से सुरक्षित हैं। अब आप निश्चित हो जाइए

और पूरे दिन में इस अभ्यास को कम से कम 10 बार दोहराइए। आप स्वयं ही चमत्कार देखेंगे कि आप तनाव मुक्त हो गए हैं।

**"मन के लिए अध्ययन की उतनी ही आवश्यकता है,
जितनी देह को व्यायाम की।"**

IV. स्वास्थ्य के शत्रु–

ईश्वर ने हमारे भोजन हेतु बहुत अच्छी, पौष्टिक तथा सात्विक वस्तुएँ प्रकृति में उपलब्ध की हैं। परंतु फिर भी हम आज पश्चिमी जीवन शैली का अंधा अनुकरण करते हुए उनके द्वारा प्रायोजित अनेक ऐसी वस्तुओं का उपयोग करते हैं, जो न केवल हमारे शरीर तथा स्वास्थ्य की हत्यारी हैं अपितु हमारे मन, मस्तिष्क, आचार-विचार तथा संस्कारों को भी भ्रष्ट कर रही हैं।

    (i)   **टूथपेस्ट या कैंसर को निमंत्रण**

    (ii)   **शीतल पेय की शैतानी करतूत**

    (iii)   **चाय-कॉफी जहर के भंडार**

    (iv)   **गुटका-पान मसाला**

    (v)   **चॉकलेट-टॉफियों का सच क्या?**

    (vi)   **फास्ट फूड या फास्ट रोग**

    (vii)   **आइसक्रीम कोल्ड पॉयजन**

    (viii)   **धूम्रपान मृत्यु का दूसरा नाम**

    (ix)   **मांसाहार गंभीर परिणामों को आमंत्रण**

    (x)   **अंडा जहर है।**

(i) टूथपेस्ट या कैंसर को निमंत्रण–आजकल अधिकांश कंपनियों द्वारा बनाए जाने वाले टूथपेस्टों में फ्लोराइड रसायन का प्रयोग किया जा रहा है। जो कि शीशे तथा आरसेनिक जैसा विषैला होता है। फ्लोराइड की थोड़ी-सी मात्रा पेट में पहुँचने पर कैंसर जैसे रोग उत्पन्न हो सकते हैं। टूथपेस्टों में फ्लोराइड की उपस्थिति चिंताजनक है, क्योंकि यह मसूड़ों के अंदर जाकर मसूड़ों एवं दाँतों के अनेक खतरनाक रोग पैदा करता है। इसके प्रयोग से दाँतों में फ्लोरोसिस नामक रोग लग जाता है। छोटे बच्चों के लिए तो इनका प्रयोग अत्यंत ही घातक है, क्योंकि वो टूथपेस्ट को करते समय निगल तक जाते हैं जिससे बच्चों में इसके आक्रमण की संभावना सर्वाधिक बढ़ जाती है। बहुत से टूथपेस्टों में पशुओं की हड्डी के चूरे का भी प्रयोग किया जाता है।

अमेरिका के 'नेशनल कैंसर इंस्टीट्यूट' के प्रमुख रसायन शास्त्रियों द्वारा किए गए शोधों के अनुसार अमेरिका में प्रतिवर्ष दस हजार से भी ज्यादा लोग फ्लोराइड से उत्पन्न कैंसर के कारण मृत्यु को प्राप्त होते हैं। इसी कारण अमेरिका के खाद्य एवं स्वास्थ्य विभाग ने औषधियों में भी फ्लोराइड के प्रयोग को प्रतिबंधित कर दिया है।

(ii) शीतल पेय की शैतानी करतूत–'सेंटर फॉर साइंस एंड एनवायरमेंट (C.S.E.)' भारत सरकार भी रिपोर्ट के अनुसार शीतल पेयों में लिंडेन, डी.डी.टी., मेलाथिआंन तथा क्लोरपाइरीफास जैसे खतरनाक कीटनाशकों का प्रयोग किया जाता है। कीटनाशक जिसके कारण कैंसर, स्नायुरोग, हड्डियों का क्षरण, मांसिक कमजोरी का प्रतिशत बढ़ता जा रहा है।

- शीतल पेय पदार्थों का 'पी.एच.' (सांद्रता) सामान्यतः 3.4 होता है, जो कि दाँतों तथा हड्डियों को गलाने के लिए पर्याप्त है।

- स्वास्थ्य की दृष्टि से इन पेय पदार्थों में विटामिन अथवा खनिज तत्त्वों का नामोनिशान नहीं है। इनमें शक्कर, कार्बोनिक अम्ल, एल्कोहल तथा अन्य रसायनों की ही प्रचुर मात्रा होती है। जिसके कारण मोटापा, हड्डियों का घुलना, लीवर, किडनी और पाचन संस्थान के रोग हो रहे हैं।

- हमारे शरीर का सामान्य तापमान 37 डिग्री सेल्सियस होता है जबकि किसी शीतल पेय पदार्थ का तापमान इससे बहुत कम यहाँ तक कि शून्य डिग्री सेल्सियस तक भी होता है। शरीर तथा पेय के ताप में इतनी अधिक विषमता व्यक्ति के आंतरिक अंगों को विकृत कर देती है। पाचन संस्थान बुरी तरह प्रभावित होता है तथा भोजन आँतों में ही पड़ा सड़ता रहता है। जिससे अनेक बीमारियाँ पैदा होती हैं।

- मेलेनिन–कैंसर का कारण तथा रोग-प्रतिरोधी शक्ति को नष्ट करता है।

- D.D.T.–नंपुसकता पैदा करता है। क्रोनिक डेज, नर्वस एवं लीवर फेलियर का कारण है।

(iii) चाय–कॉफी जहर के भंडार–लोगों में यह भ्रम है कि चाय कॉफी पीने से शरीर एवं मस्तिष्क में स्फूर्ति उत्पन्न होती है। जबकि ये केवल जहर के भंडार हैं। चाय एवं कॉफी में पाए जाने वाले रासायनिक तत्त्व आपके स्वास्थ्य को किस प्रकार दुष्प्रभावित कर रहे हैं, देखें–

- 'टेनिन' मात्रा 18% –पेट में छाले तथा गैस पैदा करता है, इससे डायजेशन सिस्टम में अल्सर की संभावना बढ़ जाती है।

- 'थिन' मात्रा 3%–इससे शरीर में खुश्की, फेफड़ों और सिर में भारीपन पैदा होता है। बोनज्वाइंट्स में स्थित फलुड सूख जाते हैं तथा हड्डियाँ घिसने लगती हैं।

- **'कैफिन' मात्रा 2.75%**—यह शरीर में एसिड बनाता है तथा किडनी को कमजोर करता है। जिससे रक्त विकार एवं बल्ड 'पी.एच.' असंतुलित हो जाता है।

- **'साइनोजन'**—अनिद्रा तथा पैरालाइसिस जैसी भयंकर बीमारियाँ पैदा करता है।

- **'स्टिनॉयल'**—रक्त विकार तथा नपुंसकता पैदा करता है।

- **पैमिन**—पाचन शक्ति कमजोर पड़ जाती है तथा भूख मर जाती है। कांस्टिपेशन हो जाता है।

- **कार्बोनिक अम्ल**—एसिडिटी होती है।

- **'वालाटाइल'+'एरोमोलिक'**—आँतों के ऊपर कुप्रभाव डालता है।

- **ऑक्सेलिक अम्ल**—शरीर के आंतरिक सिस्टम को प्रभावित करता है।

(iv) **गुटका-पान मसाला**—मादक पदार्थों का व्यसन हमारे जीवन को खोखला कर शरीर को बीमारियों का घर बना देता है। प्रारंभ में झूठा मजा दिलाने वाले ये मादक पदार्थ व्यक्ति के विवेक को हर लेते हैं तथा बाद में अपना गुलाम बनाकर व्यक्ति को दीन-हीन, क्षीण करके मौत की कगार तक पहुँचा देते हैं।

- क्या आपको छिपकली, तेजाब जैसी गंदी तथा जलाने वाली वस्तुएँ मुँह में डालनी अच्छी लगती हैं? नहीं ना? क्योंकि गुटका, पान-मसाले में ऐसी वस्तुएँ डाली जाती हैं।

- अनेक अनुसंधानों से पता चला है कि हमारे देश में कैंसर से ग्रस्त रोगियों की संख्या का एक तिहाई भाग तंबाकू तथा गुटके आदि का सेवन करने वाले लोगों का है। गुटका खाने वाले व्यक्ति की साँसों में अत्यधिक दुर्गंध आने लगती है तथा चूने के कारण मसूड़ों के फूलने से पायरिया तथा दंतक्षय आदि रोग उत्पन्न होते हैं। इसके सेवन से हृदयरोग, रक्तचाप, नेत्ररोग, लकवा, टी.वी. जैसे भयंकर रोग उत्पन्न हो जाते हैं।

- तंबाकू में निकोटिन नाम का एक अति विषैला तत्त्व होता है जो हृदय, नेत्र तथा मस्तिष्क के लिए अत्यंत घातक होता है। इसके भयानक दुष्प्रभाव से अचानक आँखों की ज्योति भी चली जाती है। मस्तिष्क में नशे के प्रभाव के कारण तनाव रहने से रक्तचाप उच्च हो जाता है।

(v) **चॉकलेट-टॉफियों का सच क्या?**—पिछले कुछ समय से टॉफियों तथा चॉकलेटों का निर्माण करने वाली अनेक कंपनियों द्वारा अपने उत्पादों में स्वाद तथा खुशबू बढ़ाने के लिए आपत्तिजनक अखाद्य पदार्थ मिलाए जा रहे हैं। कई कंपनियों के उत्पादों में तो हानिकारक रसायनों के साथ-साथ गायों की चर्बी मिलाने तक की बात का रहस्योद्घाटम हुआ है।

नैस्ले यू.के. लिमिटेड की न्यूट्रिशन ऑफिसर श्रीमती वॉल एंडरसन ने अंतर्राष्ट्रीय पत्रिका 'यंग जान्स' में एक पत्र के द्वारा बताया कि कंपनी द्वारा

निर्मित 'किटकैट' चॉकलेट में कोमल बछड़ों के रेटेन (मॉस) का प्रयोग किया जाता है। फलत: किटकैट शाकाहारियों के खाने योग्य नहीं है।

हॉलैंड की कंपनी बैनेमैली फ्रूटेलार्टॉफी में गाय की हड्डियों का चूरा, डालडा, गोंद, एसिटिक-एसिड तथा अधिक मात्रा में चीनी मिलाई जाती है।

इन्हीं उत्पादों की बढ़ती लोकप्रियता, विज्ञापनों ने घर-घर में दाँतों, मसूड़ों व भूख के रोग बढ़ा दिए हैं, डायबिटीज, ब्लडप्रेशर, हृदयरोग, किडनी रोग तथा कैंसर जैसे रोगों की संभावनाएँ बढ़ती जा रही हैं।

(vi) **फास्ट फूड या फास्ट रोग**—हैदराबाद स्थित "नेशनल इंस्टीट्यूट ऑफ न्यूट्रीशन" के विशेषज्ञों के अनुसार फास्ट व जंक्स फूड खाने से हृदय रोग, रक्तचाप, मोटापा, रक्ताल्पता, डायबिटीज, हड्डियाँ कमजोर होना, आँतों का कैंसर तथा श्वासों के रोग होने की संभावना 10 प्रतिशत बढ़ जाती है। हम अपने स्वास्थ्य की परवाह किए बिना ही पश्चिम वासियों का अंधानुकरण करके फास्ट फूड खाने की गलती करते हैं। फास्ट फूड के बनने से पहले ही उनके विटामिन, प्रोटीन आदि पोषक तत्त्व नष्ट हो जाते हैं। फिर अत्यधिक वसायुक्त, मीठा, चरपरा होने तथा बार-बार तलने-पकाने-गर्म करने से उनमें विषैले तत्त्व उत्पन्न होते हैं। जो आपके स्वास्थ्य को हानि पहुँचाते हैं।

(vii) **आइसक्रीम कोल्ड पॉयजन**—आइसक्रीम के निर्माण में प्रयुक्त की जाने वाली सामग्रियाँ सीधे हमारे स्वास्थ्य पर प्रतिकूल प्रभाव डालती हैं। इसमें कच्ची सामग्री के तौर पर अधिकांश हवा भरी जाती है। शेष 50 प्रतिशत बिना उबला और छना पानी, 6 प्रतिशत पशुओं की चर्बी तथा 7 से 8 प्रतिशत शक्कर होती है। ये सब पदार्थ हमारे शरीर एवं मन को दूषित करने वाले होते हैं। इसके अतिरिक्त आइसक्रीम में ऐसे अनेक पदार्थ भी मिलाए जाते हैं जो कि जहर से कम नहीं हैं।

जैसे—

- 'पेपरोनिल' यह कीटनाशक के रूप में प्रयोग किया जाता है।
- 'इथाइल एसिटेट' इसके वाष्प के प्रभाव से फेफड़े, हृदय एवं किडनी की भयंकर बीमारियाँ होती हैं।
- बुट्राडिहाइड, एमिल एसिटेट, नाइट्रेट, आदि शरीर की संरचना एवं क्रियाओं पर हानिकारक घातक प्रभाव डालते हैं।
- आइसक्रीम में चिपचिपाहट तथा देरी से पिघलने के लिए जानवरों की पूँछ, नाक, कान, आदि अंगों को उबालकर बनाया जाने वाला गोंद प्रयोग किया जाता है, जिसके द्वारा-डायबिटीज, मोटापा, दाँतों व मसूड़ों के रोग, कांस्टिपेशन, रक्त का विषैला होना आदि की समस्याएँ पैदा होती हैं।

(viii) **धूम्रपान मृत्यु का दूसरा नाम**—आज हमारे देश का युवा धूम्रपान का अत्याधिक सेवन कर रहा है, क्योंकि सिगरेट आदि पीना स्टेटस सिंबल माना जाता है। सिगरेट पीने वाला युवा तर्क देता है कि धूम्रपान थकावट एवं तनाव को दूर कर अकेलेपन की समस्या का समाधान है। किंतु यह एक महामारी को लाने की मूक शुरुआत है, क्योंकि सिगरेट इत्यादि में तंबाकू भरा जाता है। इसके अतिरिक्त इसमें लगभग चार हजार रसायनों का प्रयोग किया जाता है। जिसमें से करीब 40 रसायन कैंसर की बीमारी का कारण बनते हैं। सिगरेट सुलगने के बाद और भी अधिक खतरनाक हो जाती है।

- धूम्रपान के सेवन से अनेक रोगों का आक्रमण व्यक्ति पर सहज ही हो जाता है यथा शरीर के विभिन्न भागों में कैंसर, हृदयरोग, श्वसनरोग, ब्रोंकिरिटिस, तपेदिक, दमा, उच्चरक्तचाप, स्नायुविक दैर्वल्य, रक्त प्रवाह में गड़बड़ी, नेत्र ज्योति क्षीणता, त्वचा रोग, बाँझपन, नपुंसकता, लकवा आदि।

- सिगरेट में प्राप्त निकोटीन विष शरीर के लिए अत्यंत घातक है। एक सिगरेट व्यक्ति की औसतन 5 मिनट की आयु को खा जाती है। निकोटीन को फेफड़ों से मस्तिष्क तक पहुँचने में केवल छह सेकेण्ड लगते हैं, जिससे मस्तिष्क घात की संभावना बढ़ जाती है।

- धूम्रपान करने से जितना दुष्प्रभाव व्यक्ति पर पड़ता है उससे कहीं अधिक दुष्प्रभाव पार्श्व धूम्रपान करता है। केवल पार्श्व धूम्रपान के कारण ही हृदय रोग से लगभग 43,000 तथा फेफड़ों के कैंसर से 3,000 मौतें प्रतिवर्ष होती हैं। इसके अतिरिक्त और जान लेवा हृदय घात से 1,50,000 व्यक्ति हर वर्ष प्रभावित होते हैं।

(ix) **मांसाहार गंभीर परिणामों को आमंत्रण**—

- फ्रांसिस्को स्थित कैलिफोर्निया विश्वविद्यालय के मेडिकल सेंटर माउंट जीओन में डॉ. सेलमायर द्वारा किए गए एक नवीन शोध के अनुसार "मांसाहार तथा अस्थि क्षय का घनिष्ट संबंध है।" शोध के अनुसार मांसाहार से शरीर में अम्ल की मात्रा अधिक बढ़ जाती है। जिसे पचाने के लिए 'वेज' की आवश्यकता होती है। लीवर के पास पर्याप्त वेज न होने की स्थिति में अम्ल पाचन हेतु लीवर वेज को हड्डियों व वोनमैरो से लेता है। निरंतर यही प्रक्रिया हड्डियों को कमजोर कर देती है जिससे उनका क्षरण, घिसना, फ्रैक्चर, वोन-पेन तथा चलने-फिरने में तकलीफें उत्पन्न होती हैं।

- मांसाहार पर किए गए परीक्षणों के आधार पर वैज्ञानिकों ने कहा है कि मांसाहार करना मतलब भयंकर बीमारियों को निमंत्रण देना है। मांसाहार से कैंसर, हृदयरोग, चर्मरोग, कुष्ठरोग, पथरी और किडनी संबंधी ऐसी अनेक बीमारियाँ अकस्मात ही लग जाती हैं।

- अनेकों शोधों के कर्त्ता वैज्ञानिक इस निष्कर्ष पर पहुँचे हैं कि मनुष्य में क्रोध, उदंडता, आवेश, अविवेक, अमानुषता, आपराधिक प्रवृत्ति तथा कामुकता जैसे दुष्ट कर्मों को भड़काने में मांसाहार का अत्यंत महत्त्वपूर्ण हाथ होता है।
- पशुओं की हत्या के समय उनमें बढ़ी रासायनिक तीव्रता मांस को अत्यंत विषाक्त कर देती है जिसे खाकर व्यक्ति निश्चित ही मृत्यु को आमंत्रित करता है।
- मांसाहारी माता-पिता से उत्पन्न संतानें जन्मजात ही अनेकों रोगों से घिरी होती हैं। यह अनेक शोधों से प्रमाणित हो चुका है।

(x) अंडा जहर है–अंडे अपने अवगुणों से हमारे शरीर के लिए बहुत अधिक हानिकारक और विषैले हैं, फिर भी उन्हें प्रचार माध्यमों द्वारा उतना ही अधिक फायदेमंद बताकर इस जहर को आपका भोजन बनाने की साजिश की जा रही है।

- अंडे का पीलाभाग (पीतक) कोलेस्ट्रोल का सबसे बड़ा श्रोत है जो रक्तचाप, हृदयरोग, लकवा, जोड़ों में दर्द, चर्म रोग, स्ट्रीक तथा पित्ताशय व मूत्राशय में पथरी आदि उत्पन्न करता है।
- अंडे का सफेद भाग अत्यधिक हानिकारक होता है क्योंकि इसमें 'एवीदिन' नामक विषैला तत्त्व पाया जाता है इससे खुजली, दाद, एग्जिमा, एलर्जी, चर्मरोग, त्वचा का कैंसर, लकवा, दमा तथा सफेद कोढ़ आदि भयंकर रोग उत्पन्न होते हैं।
- डॉ. पी.सी.सेन, स्वास्थ्य मंत्रालय भारत सरकार ने भी चेतावनी दी है कि अंडों से कैंसर होता है क्योंकि अंडों में भोजन तंतु एवं कार्बोज नहीं होता तथा इनमें डी.डी.टी. विष पाया जाता है।
- अंडों के उत्पाद को बढ़ाने के लिए मुर्गियों को जो हार्मोंस दिया जाता है उनमें 'स्टील बेस्टेरोल' नामक दवा महत्त्वपूर्ण है। इस दवाई से प्रभावित अंडे खाने से स्त्रियों को स्तन कैंसर, हाई ब्लडप्रेशर, पीलिया जैसे रोगों की संभावना रहती है तथा यह पुरुष के पौरुषत्व को भी एक निश्चित अंश में नष्ट करता है।

V. स्वास्थ्य संरक्षण एवं विकास के उपाय–

(i) कैसे बनाएँ रखें स्वास्थ्य?

(ii) स्वयं को बनाएँ स्वस्थ

(iii) अमीरी, गरीबी और स्वास्थ्य

(iv) उपाय सूत्र

(i) कैसे बनाएँ रखें स्वास्थ्य?

"जहाँ धर्म नहीं, वहाँ स्वास्थ्य, विद्या एवं धन का भी
अभाव रहता है, धर्म रहित स्थिति में शून्यता होती है।"

बुद्ध ने कहा था कि स्वास्थ्य ही सबसे बड़ा धन है। यहाँ हम इसी स्वास्थ्य पर बात करेंगे कि हम स्वस्थ कैसे रह सकते हैं? अर्थात् हम अपने स्वास्थ्य को कैसे बनाए रख सकते हैं? अगर हम एक स्वस्थ जीवन की बात करें तो आजकल लोग यही सोचते हैं कि आज के समय में पूर्ण स्वास्थ्य प्राप्त करना एक कल्पना मात्र ही है। किंतु आशा बलवती होती है। कहा भी है कि, "जब तक साँस, तब तक आस।" किसी ने यह बहुत अच्छी बात कही भी है कि–

"जब तक कि जहाज पूरी तरह से डूब नहीं जाता,
तब तक बचने की संभावना बनी रहती है।"

अतः जो व्यक्ति अपने जीवन में आखिरी पल तक स्वस्थ रहने का प्रयास करता है, वही व्यक्ति जीवनभर स्वस्थ रह सकता है। आजकल आध्यात्मिक स्वास्थ्य की लोगों में एक बहुत ही प्रबल धारणा बन गई है। दरअसल इस आध्यात्मिक स्वास्थ्य का संबंध हमारे मन के साथ होता है और यदि अब फिर से अपने जीवन में अलग–अलग स्वास्थ्य की बात करें या भावनाओं (मनोभावों) की बात करेंगे तो कहीं न कहीं इन सभी बातों का संबंध हमारे मन से ही होता है, क्योंकि हमारे शारीरिक स्वास्थ्य की स्थिति भी हमारे मन के विचारों पर ही निर्भर होती है। वर्तमान में हमारे लिए आध्यात्मिक स्वास्थ्य की परिभाषा को समझना बहुत ही महत्त्वपूर्ण हो गया है, क्योंकि इस स्वास्थ्य का संबंध चैतन्य शक्ति एवं परमात्मा से है।

जिस तरह हम अपने शरीर को पोषण देने के लिए विभिन्न भोज्य पदार्थ देते हैं, वैसे ही हमें अपने मन को पोषण देने के लिए, उसे शक्तिशाली बनाने के लिए थोड़ा समय तो देना ही होगा। जिस प्रकार शरीर का व्यायाम होता है, उसी प्रकार मन की भी कसरत बहुत जरूरी होती है। हमारा मन 'हल्का' होगा, मन की कसरत से। यही नहीं जैसे हम शारीरिक आराम के लिए समय निकालते हैं, वैसे ही हमें अपने मन को भी विश्राम देने के लिए समय निकालना चाहिए। मानसिक आराम ही संपूर्ण विश्राम है और यह आराम आध्यात्मिक सशक्तीकरण से ही हमारे मन को मिलेगा।

"यह बहुत संभव है कि आप भोर की हवा में टहलने के लिए निकलें
और एक बिल्कुल बदले हुए इंसान बन कर लौटें-चमत्कृत।"

(ii) स्वयं को बनाएँ स्वस्थ

"उपचार की केवल एक ही प्रक्रिया है और वह है आस्था।
सिर्फ एक ही उपचारक शक्ति है और वह है हमारा अवचेतन मन।"

अब तक आपने जाना कि हमें अपने मन में हमेशा सकारात्मक विचारों को उत्पन्न करना चाहिए, अर्थात् मन को सुंदर विचारों से पोषित करना चाहिए; लेकिन अब हम यहाँ आपको एक और बात बताते हैं कि हम ध्यान साधना कैसे कर सकते हैं, क्योंकि अधिकतर लोग इस बात को पूछते हैं कि हम इस संसार में ध्यान साधना कैसे करें? हमारे मन में तो हमेशा उथल-पुथल होती रहती है।

जब हम यह मान लेते हैं कि सांसारिक भाईचारे की भावनाएँ हैं, ये मन को ज्यादा सकारात्मक ऊर्जा देती हैं, क्योंकि जब हम इस भावना को अच्छी तरह जान तथा मान लेते हैं कि संसार में सभी हमारे अपने हैं, सभी लोग एक ही परिवार का हिस्सा हैं, तो हमारा मन किसी

के प्रति नकारात्मक विचारों को उत्पन्न होने ही नहीं देता, जैसे एक माँ को आपने देखा होगा, वो अपने बच्चे के लिए बुरा सोच ही नहीं सकती इसीलिए किसी ने ठीक ही कहा है-

"माँ स्वयं अपने बच्चे को लाख बार यातनाएँ दे सकती है,

लेकिन यह कतई बर्दाश्त नहीं करती कि कोई

उसकी संतान को कड़ी नजर से भी देखे।"

ठीक इसी प्रकार एक पिता भी कभी अपनी संतान से ईर्ष्या नहीं कर सकता, इसीलिए जब हमारे मन में ये भाव आ जाता है कि सभी मेरे अपने हैं तो सबके प्रति हमारे मन में प्रेम का भाव स्वयमेव आ जाता है और सद्भावना उत्पन्न हो जाती है।

चलें अभ्यास की ओर–ध्यान साधना करते समय अपनी आँखों को बंद कर लीजिए और अपने मन को एक सुंदर-सा विचार दीजिए कि मैं इस धरती पर सभी की सेवा के लिए आया/आयी हूँ। स्वयं से बात कीजिए कि मैं विश्व सेवाधारी हूँ, जैसे एक पेड़ की जड़ पूरे वृक्ष को शक्ति देती रहती है, वैसे ही मैं इस सारे संसार को प्रेम, शांति तथा ज्ञान की शक्ति दे रहा हूँ। बस यही विचार आप दिन में बार-बार दोहराएँ। याद रखें कि जलते हुए दीपक से इतना सबक हमें लेना ही होगा कि संसार को रोशन करने के लिए किसी को तो जलना ही होगा, क्योंकि किसी ने कहा भी है-

"मिटा दे अपनी हस्ती को, गर कुछ मर्तबा चाहे,

कि दाना खाक में मिलकर गुले गुलजार बनता है।"

अतः हमारे कहने का तात्पर्य यह है कि हमें ध्यान साधना के लिए सर्वप्रथम अपने-पराए की भावना को छोड़ना ही होगा।

"वह मनुष्य 'बुद्धिमान' है, जो फल और आसक्ति

को त्याग कर केवल भगवदर्थ कर्म करता है।"

(iii) अमीरी, गरीबी और स्वास्थ्य

"जल्दी सोने वाला और प्रातःकाल जल्दी उठने वाला मनुष्य आरोग्यवान,

भाग्यवान तथा ज्ञानवान होता है।"

अब तक हमने शारीरिक तथा मानसिक स्वास्थ्य की बातें की हैं, लेकिन वास्तव में अगर हम स्वास्थ्य की बात करें तो इसमें कई सारे पहलू शामिल होते हैं। आपने देखा होगा कि ऐसे लोग भी होते हैं, जिनके तन और मन दोनों स्वस्थ हैं, लेकिन उनके पास धन नहीं है। ऐसे लोगों से जब हम बात करते हैं तो वे कहते हैं, हमारे पास सब कुछ है, लेकिन धन नहीं है। आप ही बताइए कि कैसे हम अपनी जिम्मेदारियों को सँभालेंगे? वास्तव में अगर हम आज की तारीख में देखें तो यहाँ एक बहुत ही बड़ा अंतर है कि एक तरफ तो बहुत अमीर लोग हैं, वहीं दूसरी ओर बहुत गरीब लोग भी हैं।

सच भी है कि अगर इंसान के पास धन नहीं होगा, तो वह चैन से नहीं बैठ सकता, क्योंकि अगर वह अपने परिवार को सँभाल नहीं पाएगा, अपनी जिम्मेदारियों को पूरा नहीं कर पाएगा

तो भला उसका मन स्थिर या शांत कैसे होगा? इसी के साथ-साथ एक और विशेष बात है, वह है, सामाजिक स्वास्थ्य। हम जिस समाज में रहते हैं, जिन व्यक्तियों के साथ रहते हैं, काम करते हैं या मिलते हैं, उनके मन में हमारे प्रति कितना सम्मान है, या प्यार है अथवा हमारे प्रति कितना आदर उनके मन में रहता है? यही वे चीजें हैं, जो अगर किसी के जीवन में नहीं हैं, तो आदमी बहुत ही चिड़चिड़ा हो जाता है और वह स्वयं को विफल या व्यर्थ समझने लगता है। किसी ने ठीक ही कहा है—

"अगर मनुष्य को समाज में सम्मान व प्यार नहीं मिल रहा है
तो उसको मनोरोग आज नहीं तो कल होगा ही होगा।"

यह सत्य है कि अगर कोई व्यक्ति एक अच्छे संगठन में होता है तो वह बड़ी से बड़ी समस्या को भी भूल जाता है, यानि कठिन परिस्थिति को भी पार कर लेता है, लेकिन जब इंसान अकेला पड़ जाता है, कोई उसका साथ नहीं देता है, तो उसके मन में हीन भावना बढ़ जाती है।

यहाँ हमें याद आती है, उन पक्षियों की, जो अलग-अलग देशों से उड़कर हर साल भारत में आते हैं। वैज्ञानिकों ने भी देखा है कि सभी पक्षी जब एक साथ उड़ते हैं तो उनको बहुत कम ऊर्जा उड़ने में खर्च करनी पड़ती है, लेकिन जब वैज्ञानिकों ने एक अकेले पक्षी को उड़ते देखा और उस पर नजर रखी, अर्थात् उसका निरीक्षण किया तो उन्होंने देखा कि वह पक्षी थोड़ी ही दूर जाकर सागर में गिर गया।

अतः कुल मिलाकर यह सबसे बड़ी बात है कि जब हमें सहयोग मिलता है, किसी व्यक्ति का या किसी संगठन का तो हम कठिन से कठिन यात्रा को भी पूरा कर सकते हैं।

"स्वयं को जितना अच्छी तरह समझेंगे, शांत
एवं सुखी रहना उतना ही सहज हो जाएगा।"

(iv) उपाय सूत्र

- आदर्श दिनचर्या का कठोरता से अनुपालन करें।
- स्वास्थ्य जीवन एवं नियमों का सही संज्ञान होना चाहिए।
- भोजन, निद्रा संबंधित अच्छी आदतों का विकास करें।
- शारीरिक परिश्रम एवं उचित व्यायाम को अपनाएँ।
- योगाभ्यास एवं मनोवाञ्छित क्रीडा मनोरंजन अपनाएँ।
- मांसाहार एवं विजातीय पदार्थों का त्याग करें।
- धूम्रपान, मादक द्रव्य-पदार्थों का त्याग कीजिए।
- बाजारू खाद्य पदार्थों को त्यागें।
- अपने विचार-आचार एवं आदतों में गुणात्मक सुधार लाएँ।
- ब्रह्मचर्य का कठोरता से पालन कीजिए।
- संयमित एवं अनुशासित जीवन अपनाएँ।
- सद्गुणों, नैतिक-नियमों एवं शुभ संस्कारों का अर्जन करें।

- मनोशारीरिक स्वच्छता, पवित्रता एवं स्थिरता का विकास करें।
- अच्छे मित्र, सत्संग एवं गुरुओं का सानिध्य करना।
- रोगों का तत्काल निदान करें।
- नित्य प्रति ईश्वरोपासन करना।
- मनोभावों, अंतः प्रवृत्ति एवं संवेगों पर संतुलन रखें।
- स्वास्थ्य के प्रति निरंतर सतर्क व जागरूक रहें।
- दुर्वस्नों, दुष्ट आचरण एवं निकृष्ट परिवेश से पृथकता बरतें।
- निरंतर प्रसन्न, हंसमुख, संतुष्ट व सकारात्मक बने रहें।

❖❖❖

योग एवं स्वास्थ्य

I. योग की साधना शक्ति

"करत–करत अभ्यास के जड़मति होत सुजान।
रसरी आवत–जात ते सिल पर परत निसान।।"

योग का शाब्दिक अर्थ है, जोड़ना। जोड़ना अर्थात् वृद्धि करना या संगठित करना, फिर वह चाहे धन का जोड़ना हो, व्यक्तियों का जोड़ना हो या शारीरिक क्षमताओं का जोड़ना। वृद्धि करना हमेशा लाभ का ही सूचक होता है। साधनात्मक रूप में योग शब्द अत्यंत व्यापक एवं आत्मवैज्ञानिकी अर्थों को प्रकाशित करता है। मूल रूप में योग स्वयं की शक्तियों के वास्तविक स्वरूप को निर्मिति एवं नियमनपूर्वक मुक्तता का पथ प्रशस्त करता है। जब हमारा मन कहीं और होता है, विचारों में कुछ और होता है तथा शरीर कुछ और करता है, तो कोई भी कार्य सफलतापूर्वक सम्पन्न नहीं होता है। किसी भी कार्य की सफलता इस बात पर निर्भर करती है कि जो हम सोचें वही बोलें और जो बोलें, वही करें। जब मन, मस्तिष्क और शरीर एक साथ चलते हैं, तो कार्य की सफलता निर्बाध रूप से प्राप्त होती है। यह केवल योग की प्रक्रिया से ही सम्भव है। देखा जाय तो 'योग' का प्रारम्भ शिशु के जन्म से ही हो जाता है। 'माँ' का स्नेहपूर्ण 'स्पर्श' शिशु को एक सकारात्मक ऊर्जा से भर देता है। अतः 'स्पर्श' भी एक प्रकार की 'योग' क्रिया ही है। हम जिस वातावरण अर्थात् संसार में जी रहे हैं, इसी संसार का यह स्पर्श हमारे जीवन में एक विशेष भूमिका निभाता है। इसको हम इस प्रकार समझ सकते हैं कि जब एक बच्चा संसार में जन्म लेता है तो सबसे पहले उसका संबंध अपनी माँ से होता है। इस प्रकार माँ के हाथों का स्पर्श उसे अत्यधिक सुकून तथा सुरक्षा का अनुभव कराता है।

आपने अक्सर यह देखा होगा कि एक छोटा बच्चा बड़ी से बड़ी तथा प्यारी से प्यारी वस्तु का लालच पाकर भी अपनी माँ का साथ छोड़कर किसी दूसरे के साथ नहीं जाना चाहता। इसका मुख्य कारण यही है कि अपनी माँ के साथ जुड़े रहने में उसे सन्तुष्टि तथा सुरक्षा की जो अनुभूति होती है, वह कहीं अन्यत्र नहीं। इसीलिए वह माँ को छोड़कर कहीं और नहीं जाना चाहता है।

"ईश्वर सब जगह स्वयं नहीं पहुँच सकते,
इसलिए उन्होंने माँ को बनाया"

बड़े होने पर वही बच्चा जब अपने मित्रों के संपर्क में आता है, तो उसे माँ के स्पर्श से ज्यादा अपने मित्रों का साथ अधिक पसंद आता है तथा अपना अधिक से अधिक समय मित्रों के साथ बिताना चाहता है। मित्रों के साथ रहने में उसे अधिक संतुष्टि तथा सुख एवं सुरक्षा

का अनुभव होता है। मित्रों के इस स्पर्शीय सुकून के कारण बच्चा घर आता ही नहीं है, इससे माँ को बहुत मेहनत करनी पड़ती है, ताकि उसे खाना तक भी खिला सके। यह सब यही स्पष्ट करता है कि हम 'स्पर्श' को बहुत ही अच्छी तरह से महसूस करते हैं। यह स्पर्शीय सुकून जब हमें प्राप्त हो जाता है तो हम इससे दूर जाना नहीं चाहते हैं। आगे चलकर जब हमें जीवन में कहीं और भी सुख (सुकून) मिल जाता है तो हम पहले वाली जगह से धीरे-धीरे अलग होने लगते हैं, अथवा हमारा लगाव पहले वाली जगह से घटता जाता है। अब आप इस संदर्भ को ही देखिए कि जब कोई हमारे किसी कार्य के लिए हमारी पीठ थपथपाता है या कोई हमारे गाल पर प्यार से हाथ लगाता है तो हममें एक आत्मविश्वास सा भर जाता है, जिससे हमारी हिम्मत बढ़ने लगती है। जब भी आप किसी हताश-निराश व्यक्ति की पीठ पर प्यार से हाथ फेरते हैं तथा उसे प्रोत्साहन भरे शब्द बोलकर हिम्मत देते हैं, तो उसके अंदर आशा की किरण चमक उठती है और वह अपने जीवन में एक उत्साह एवं प्रसन्नता का अनुभव करने लगता है। वह महसूस करने लगता है कि उसका जीवन निरर्थक नहीं है तथा वह पूरे जोश के साथ अपने जीवन लक्ष्य निर्धारित करने लगता है। कहने का तात्पर्य यह है कि जीवन में एक के साथ यदि एक का भी योग हो जाए जीवन की गाड़ी दो गुनी गति से आगे बढ़ने लगती है।

योग भी अपने अनुकूल तथा प्रतिकूल दोनों प्रकार के प्रभाव छोड़ता है। यदि हम सही दिशा में तथा अनुकूल परिस्थितियों में योग की क्रिया करते हैं अर्थात् यदि हमें अनुकूल स्पर्श प्राप्त होता है तो हमारे लिए लाभदायक होता है, किंतु प्रतिकूल स्पर्श हमारे लिए उतना ही हानिकारक भी हो सकता है। हमारी स्वस्थ चेतना हमें इस बात का संकेत दे देती है कि मिलने वाला स्पर्श हमारे लिए लाभदायक है या हानिकारक। इसके लिए हमारे शरीर का स्वस्थ होना आवश्यक है।

> "हमें केवल उन्हीं पलों में जीवित कहा जा सकता है,
> जब हमारा हृदय हमारे खजानों के बारे में चेतन होता है।"

II. योग द्वारा स्वस्थता

> "हमारा कर्त्तव्य है कि हम अपने शरीर को स्वस्थ रखें अन्यथा
> हम अपने मन को सक्षम और शुद्ध नहीं रख पाएँगे।"

मशहूर रोमन रचनाकार वर्जिल (70-19 ई.पू.) ने भी कहा है कि अच्छा स्वास्थ्य (शरीर) जीवन की सबसे बड़ी तथा कीमती सौगात है, लेकिन आज के समय में चारों तरफ प्रतिस्पर्द्धा की भागम-भाग के कारण आप-हम अपने स्वास्थ्य का ध्यान नहीं रख पाते हैं और कभी-कभी बहुत कुछ गँवा देते हैं। हालाँकि अब लोग स्वास्थ्य के प्रति सजग होने लगे हैं और ज्यादातर लोग स्वस्थ रहना भी चाहते हैं। शायद इसीलिए आपने भी विभिन्न व्यायाम केंद्रों में लोगों की भीड़ भी देखी ही होगी। आज जब हम अच्छे से अच्छा पौष्टिक भोजन भी करते हैं, हानिकारक पदार्थों को खाने से परहेज भी करते हैं और व्यायाम भी करते हैं, लेकिन फिर भी कोई न कोई बीमारी हमें जकड़ ही लेती है। इन्हीं सवालों के जवाब जानने के लिए हमें सर्वप्रथम यह जानना होगा कि यह स्वास्थ्य आखिर है क्या? वास्तव में आजकल सामान्यतः लोग यही समझते हैं कि हमारा पूरा शरीर

स्वस्थ है, अर्थात् शरीर के सभी अंग भली प्रकार कार्य कर रहे हैं या पूरा शारीरिक तंत्र ठीक से काम कर रहा है, लेकिन वास्तव में यह एक बहुत बड़ी भ्रामक दशा है, जो हमें सिर्फ भ्रमित करती है। हम अक्सर देखते हैं कि जिसका शरीर स्वस्थ है, वह भी अपने जीवन में खुश नहीं है, अर्थात् उसके जीवन में भी आनंद और चैन नहीं है, इसीलिए हमें यह समझना चाहिए कि हमारे स्वास्थ्य का संबंध कहीं न कहीं हमारे मन से ही होता है। जब हम इस बात को कभी गहराई से सोचते हैं तो हमें यह एहसास होता है कि हम जब अपने स्वास्थ्य की बात करते हैं तो उसमें न केवल हमारे संबंध भी बहुत बड़ी भूमिका निभाते हैं, बल्कि इसमें एक और पहलू जुड़ जाता है, वह है, धन, इसीलिए जब हम स्वास्थ्य की बात करते हैं तो उसमें 3-4 ऐसे पहलू जुड़ जाते हैं, जिनको हमें इसके साथ जोड़ना ही होगा, तभी हम पूर्ण स्वस्थ जीवन की परिभाषा दे पाएँगे।

अतः पूर्ण स्वास्थ्य की परिभाषा कहती है कि हम पूरी तरह से सक्षम हैं, वह सब कुछ करने के लिए, जो हम अपने जीवन में करना चाहते हैं, चाहे इस शरीर के बल पर या चाहे अपने मन के द्वारा।

हम-आप देखते हैं कि हर एक व्यक्ति अपने पूरे जीवन में संतुष्ट, शांत, खुश तथा स्थिर रहने के साथ ही अपने लक्ष्य को प्राप्त करना चाहता है, वह अपने जीवन में एक अच्छी हैसियत पाना चाहता है, सबके मन में अपने लिए सम्मान चाहता है। हमें भी यही लगता है कि जब तक ये सब चीजें हमें प्राप्त नहीं होतीं, तब तक हम यह नहीं मान सकते कि हम स्वस्थ और संपूर्ण सफल हैं, लेकिन अगर हम आज की वास्तविकता पर नजर डालें तो हम देखते हैं कि कहीं भी अगर स्वास्थ्य की बात करें तो सिर्फ इस शरीर को ही केंद्र में रखा जाता है, इसी को फोकस किया जाता है, जैसे क्या मेरा शरीर अच्छा दिख रहा है? क्या मेरी माँसपेशियाँ अच्छी तरह से कार्य कर रही हैं? यहाँ तक कि अगर हम सुबह-सुबह दर्पण में स्वयं को भी देखते हैं तो हमारा ध्यान केवल शारीरिक सौंदर्य पर ही होता है और यदि कभी कहीं हमारे चेहरे पर एक छोटा-सा दाग भी दिखाई दे जाए तो चिंतित हो जाते हैं कि यह दाग हमारे चेहरे पर हमारी सुंदरता को बिगाड़ रहा है, अतः हमारे कहने का तात्पर्य केवल यह है कि हमने स्वास्थ्य की परिभाषा को केवल यहीं तक सीमित रखा है कि हमारा चेहरा सुंदर दिखना चाहिए।

III. आरोग्य योग

संपूर्ण जीवनचर्या जीवन का निर्माण-काल है। निर्माण का यह समय किस प्रकार से सुनियंत्रित हो। इसका साधन है योगाभ्यास। आइए, योगाभ्यास एवं उससे संबंधित महत्त्वपूर्ण ज्ञान को प्राप्त करें। विकास एवं योग के पारस्परिक अंतर्संबंधों का विवेचन कीजिए।

(क) संबंधित ज्ञान

(ख) सूर्य नमस्कार

(ग) योगासन

(घ) प्राणायाम्

(ङ) ध्यान

(क) संबंधित ज्ञान

    (i) परिचय

    (ii) **योग की आवश्यकता**

    (iii) **योग साधना**

    (iv) **योग उद्देश्य**

(i) परिचय—योग समग्र-स्वास्थ्य, उन्नति, विकास एवं सभ्य-परिणामों का साधना-विज्ञान है। यह व्यक्ति के संपूर्ण अस्तित्व को शुद्ध, पवित्र, सात्विक तथा उन्नत करने का वह साधन है, जिसमें शारीरिक स्वास्थ्य के साथ मानसिक तथा अन्य आत्मिक उन्नति का संयोग होता है।

योगर्षियों ने योग को मनुष्य के आंतरिक-बाह्य शोधन, नियमन एवं उन्नति का साधन बतलाया है। जिसके द्वारा एक पूर्ण व्यक्ति का निर्माण हो। योग का मुख्य उद्देश्य चित्त की एकाग्रता तथा शुद्धि के द्वारा आत्मिक, मानसिक, बौद्धिक, शक्तियों का विकास करना और आत्म साक्षात्कार द्वारा आत्मा को परमात्मा से मिला देना है। किंतु जो मन, बुद्धि व आत्मा का निवास स्थान है, जो भगवान का साक्षात् मंदिर है वह हमारा शरीर यदि बलवान तथा स्वस्थ नहीं हो तो, न तो हम अपनी शक्तियों का विकास कर सकते हैं, और न ही अपने आत्म-स्वरूप का साक्षात कर सकते हैं। अतः योग हमारे शरीर, मन, बुद्धि को स्वस्थ कर हमारे लिए भौतिक उन्नति तथा आध्यात्मिक उपलब्धि का द्वार खोलने वाला मार्ग है।

(ii) योग की आवश्यकता—आपका आज संपूर्ण जीवन का आधार है, जिस पर सारे जीवन का भवन खड़ा होता है। आज जितना विकासशील, निरोग एवं बलवान रहेगा, आपका भविष्य उतना ही सुखद और समृद्ध होगा। बाल्य, किशोर व यौवनावस्था में वृद्धि-विकास का सर्वाधिक महत्त्वपूर्ण समय है। किंतु यदि यह निर्माण संतुलित न होकर असंतुलित होने लगे तो व्यक्ति के व्यक्तित्व में चतुर्मुखी गुणों का समावेश नहीं हो पाता है। जिससे वह अपने जीवन में हमेशा दुःखी, हताश, निराश, असंपन्न और अपूर्ण ही रह जाता है।

इस विषय में यह जान लेना भी महत्त्वपूर्ण है। कि जीवन के इसी प्रारंभिक काल में निर्माण-विकास की गति अत्यंत तीव्र, जटिल, संवेदनशील एवं विभिन्न अंतः-बाह्य समस्याओं एवं द्वंद्वों से घिरी होती है। जिस पर पड़ने वाले प्रत्येक छोटे-बड़े दबावों, प्रभावों अथवा संस्कारों का अपना विशिष्ट महत्त्व होता है। यही सब मिलकर बालक के जीवन की दशा-दिशा को निर्धारित करते हैं। यदि ये प्रभाव, संस्कार अथवा वातावरण सकारात्मक, गुणात्मक व उन्नतिप्रद हों, तो विकास-क्रम निर्बाध एवं नियंत्रित रहता है। अन्यथा यह बाधित होकर व्यक्ति, व्यक्तित्व व जीवन लक्ष्यों को कुप्रभावित या संक्रमित कर देता है। अतः आवश्यकता है कि विकास की यह अवस्था एवं गति पूर्णतया प्राकृतिक, संतुलित व नियमित रहे।

अंतः-बाह्य अनुशासन एवं इस अनुशासन के निर्माण की प्रक्रिया ही योग है। योग द्वारा अर्जित अनुशासन परिवर्तन-दर को नियंत्रित करते हुए उसे गुणात्मक बनाए

रखता है। जिसके द्वारा आपका संपूर्ण जीवन विकसित, बलिष्ठ, आरोग्य, नियंत्रित और आनंदित रहता है। तभी व्यक्ति अपने व्यक्तित्व की उन्नति के साथ परिवार, समाज, राष्ट्र एवं मानवता की सेवा करता हुआ ईश्वर का प्यारा बन पाता है।

(iii) योग-साधना–योग-साधना का अर्थ केवल कुछ समय तक आसन, प्राणायाम् इत्यादि क्रियाएँ करना मात्र नहीं है, अपितु जिस प्रकार योग का अर्थ मनोनिरोध से है, उसी प्रकार साधना का अर्थ भी उन सभी यम, नियमों, आचरणों एवं अभ्यासों में अंतर्निहित है, जिसके द्वारा आपकी शारीरिक एवं मानसिक समृद्धि हो सके। यह केवल कुछ समय में संभव नहीं है। अतः प्रतिपल नैतिक, आदर्शपरक जीवन जीते हुए अनुशासन पूर्वक अपनी चतुर्मुखी उन्नति का प्रयत्न करना ही योग साधना कहलाती है। यदि आप अपने दैनिक व्यवहार-जीवन इत्यादि में अनुशासित, आयुप्रद, संयमपूर्ण व्यवहार कर रहे हैं तो यह भी योग साधना की क्रियाओं का ही क्षेत्र है। निश्चित आसन, प्राणायाम् इत्यादि योग क्रियाएँ आपके शरीर को स्वस्थ तथा सबल बनार्तीं हैं, स्वस्थ शरीर में ही स्वस्थ मन का निवास होता है, अतः योगाभ्यास नैतिक उन्नति के नियमों का अनुपालन व मनोशारीरिक प्रगति का सामूहिक प्रयास है।

(iv) योग-उद्देश्य–योगाभ्यास व्यक्तित्व के सर्वांग सुंदर अस्तित्व का साधन है। अतः इसके उद्देश्य की सीमा अत्यंत व्यापक है। जिसका प्रारंभ स्थूल रूप से व्यक्ति के शरीर से प्रारंभ होकर अंतः चेतना एवं आत्मा की पूर्ण पवित्रता के साथ आत्म-दर्शन द्वारा परमेश्वर के साक्षात्कार एवं एकरूपता में समाहित है।

यह सत्य, शिव, सुंदर के साथ आनंद अमृत की वह यात्रा है, जिसके प्रत्येक चरण में ईश्वरीय प्रेम की अनुभूति प्राप्त होती है तथा व्यक्ति इसी जीवन-जगत में देवतत्त्व के सर्वोच्च शिखर तक पहुँच जाता है।

(ख) सूर्य नमस्कार

सर्वांगीण-सौष्ठव, व्यायाम, योगाभ्यास एवं उपासना के समन्वय का नाम है–सूर्य नमस्कार। हमारे योगाचार्यों द्वारा विकसित यह मनोशारीरिक प्रणाली स्वस्थ-तन, मन, अंतरंग एवं विचारों के साथ उपासना के समायोजन द्वारा आत्मा को भी पवित्र करती है।

अपनी शारीरिक शक्ति की उत्पत्ति, स्थिति एवं बुद्धि के विकास हेतु जो सर्वदा सूर्योपासना अथवा सूर्यस्नान करते हैं, वे सदैव स्वस्थ रहते हैं। सूर्य नमस्कार से शरीर की रक्तसंचार प्रणाली, श्वास-प्रश्वास की कार्यप्रणाली और पाचन-प्रणाली आदि पर प्रभावपूर्ण असर पड़ता है, इसके अभ्यास से शारीरिक एवं मानसिक स्फूर्ति के साथ विचारशक्ति और स्मरणशक्ति का विकास होता है। सूर्य प्राणशक्ति का स्रोत एवं जीवन का आधार है।

> **(i) सूर्य नमस्कार की क्रिया-वैज्ञानिकता**
> **(ii) सूर्य नमस्कार में सावधानियाँ**
> **(iii) सूर्य नमस्कार का महत्त्व**
> **(iv) सूर्य नमस्कार स्थिति एवं विधि**

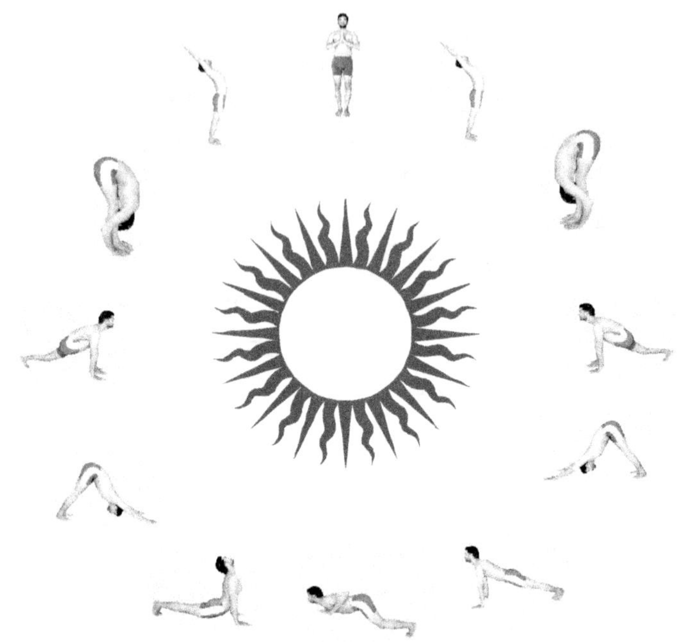

(i) सूर्य नमस्कार की क्रिया वैज्ञानिकता—

- यह बारह स्थितियों की एक पूर्ण व्यायाम पद्धति है।
- एक निर्धारित क्रम में स्थितियों पर आधारित है।
- कुल बारह स्थितियाँ सूर्य के बारह केंद्रों पर आधारित हैं।
- शरीर रचना एवं व्यायाम सिद्धांतों पर आधारित हैं।
- आसन की पूर्व तैयारी का बेहतरीन विकल्प है।
- आसन, प्राणायाम, मुद्रा एवं सक्रिय क्रिया का उचित सम्मिश्रण है।
- संपूर्ण शरीर पर समन्वित प्रभाव डालने वाली पद्धति है।
- सूर्य की प्रातःकालीन जीवन दायिनी उषा किरणों द्वारा जीवन शक्ति को प्राप्त करने के सिद्धांत पर स्थित है।
- शरीर सभी तरफ से एक-सा हो जाता है।
- अल्प समय में ही संपूर्ण व्यायाम।
- शरीर-मन-बुद्धि-आत्मा सभी का समन्वित विकास संभव है।

(ii) सूर्य नमस्कार में सावधानियाँ—

- शरीर की क्षमतानुसार ही श्वास भरें तथा छोड़ें, जबर्दस्ती न करें।
- प्रारंभ में 1–3 चक्र क्षमतानुसार करें। अभ्यास को धीरे-धीरे बढ़ाएँ।

- आसनों के अभ्यास से पहले सूर्य नमस्कार का अभ्यास आसनों के लिए सहायक होता है। अधिक देर तक नमस्कार की अवस्थाओं को रोकने वाला सूर्य नमस्कार आसनों के अभ्यास के बाद अच्छा है।
- सूर्य नमस्कार खाली पेट, प्रातःकाल अथवा सांयकाल किसी भी समय किया जाना चाहिए।
- सूर्य नमस्कार करने के पश्चात् शवासन अवश्य करें।
- प्रातःकाल उगते सूर्य के समक्ष कम-से-कम वस्त्र धारण करने से सूर्य किरणों का अधिक लाभ प्राप्त होता है।
- हृदय रोगी, हाईब्लडप्रेशर के रोगी, रोग विशेषज्ञ की देखरेख में ही अभ्यास करें।
- रोग की अवस्था में चिकित्सक अथवा रोग विशेषज्ञ के परामर्श के बिना अभ्यास न करें।

(iii) सूर्य नमस्कार का महत्त्व–

- सूर्य नमस्कार से संपूर्ण शरीर को आरोग्य, शक्ति एवं ऊर्जा की प्राप्ति होती है।
- समस्त अंग-प्रत्यंगों में क्रियाशीलता व आंतरिक ग्रंथियों के अंतःस्राव (हार्मोंस) की प्रक्रिया का नियमन होता है।
- उदा, आंत्र, आमाशय, अग्नाशय, हृदय फेफड़ों को स्वस्थ करता है।
- मेरुदंड व कमर में आई विकृतियों को दूर करता है।
- रक्त परिभ्रमण सुचारु होकर संपूर्ण शरीर का अंतः पोषण स्तर सुधर जाता है।
- संपूर्ण शरीर की मॉंसपेशियाँ व अस्थि-संधियाँ लचीली एवं बलिष्ठ बनती हैं।
- मानसिक शांति, बल, ओज व तेज की वृद्धि करता है।
- सूर्योपासना एवं सूर्य स्नान से सारे शरीर की विकृतियाँ, दुर्बलताएँ एवं निस्तेजता समाप्त होती है।
- ब्रह्मचर्य पालन में सहायक अभ्यास है।
- विभिन्न रोग यथा–चर्म संबंधित, नेत्र, कर्ण, मुख संबंधित, बालों से संबंधित, रक्तविकार, अपोषण, धातुदोष इत्यादि की निवृत्ति होती है।

(iv) सूर्य नमस्कार स्थिति एवं विधि–

- प्रातःकाल शौच-स्नानादि से निवृत हो जाएँ।
- हल्के व ढीले वस्त्रों को धारण करें अथवा न्यूनतम वस्त्रों को पहनें।
- कंबल आदि आसन को सूर्य प्रकाश में बिछाएँ।
- संपूर्ण शरीर भगवान सूर्य की दीप्तिमान लालीमा से नहाता हो, उस स्थान का चयन करें।

- सीधे-सहज सरल मुद्रा में पूर्वाभिमुख होकर खड़े हों।
- हृदय में भक्तिभाव भरकर भगवान आदिनारायण का ध्यान करें।

प्रथम स्थिति (सूर्य नमस्कार)

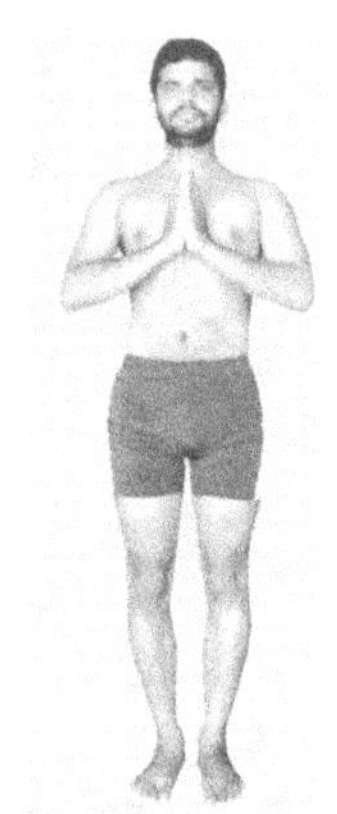

- सम अवस्था में खड़े हों।
- संपूर्ण शरीर सीधा व तना हुआ।
- दोनों हथेलियाँ नमस्कार मुद्रा में सीने से सटी हुई।
- दृष्टि नासिभाग्र, श्वास सामान्य, मन स्थिर।
- मंत्र–ओ३म मित्राय नमः।

द्वितीय स्थिति (अर्धचंद्रासन)

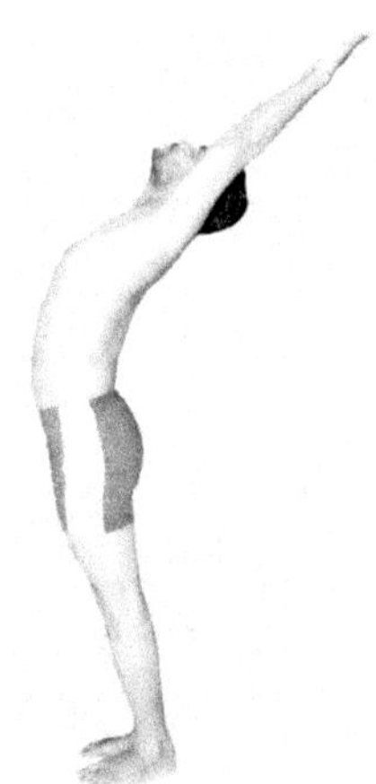

- श्वास लेते हुए दोनों भुजाओं को नमस्कार मुद्रा में ऊपर उठाएँ।
- हाथ सीधे, कोहनियाँ तनी हुई।
- पीठ से ऊपर का शरीर पीछे झुका हुआ।
- दृष्टि कर मूल में।
- पैर सीधे घुटने तने हुए।
- मंत्र–ओ३म रवये नमः।

तीसरी स्थिति (पाद हस्तासन)

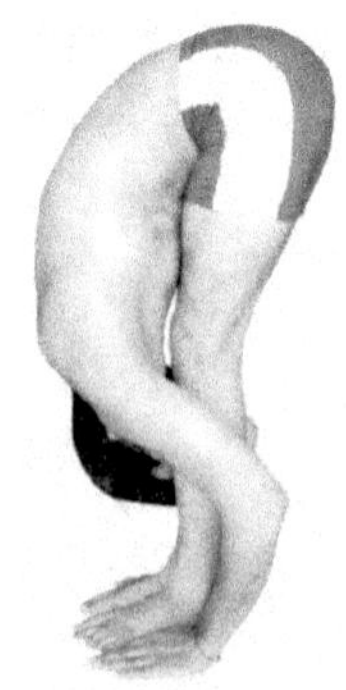

- प्रश्वास के साथ भुजाओं को सीधा रखते हुए सामने से नीचे की ओर झुकें।
- दोनों हाथ पैर सीधे, घुटने व कोहनियाँ तनी हुई।
- दोनों हथेलियाँ पैरों के समीप भूमि पर टिकी हुई।
- ललाट घुटनी से व ठोड़ी उरोस्थि में लाई हुई।
- मंत्र–ओ३म सूर्याय नमः

चौथी स्थिति (अश्व संचालन)

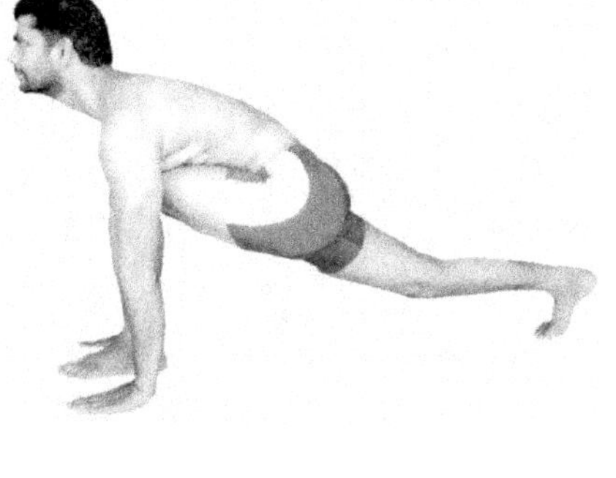

* श्वास खींचते हुए बाएँ पैर को पीछे ले जाएँ।
* उसका पंजा एवं घुटना धरती से ऊपर सीधा रहे।
* दायाँ घुटना मुड़ा हुआ। दोनों हथेलियाँ पूर्ववत्।
* भुजाएँ सीधी-कोहनियाँ तनी हुई।
* कंधे और मस्तक पीछे खींचे हुए, दृष्टि ऊपर।
* मंत्र–ओ३म भानवे नमः

पाँचवीं स्थिति (पर्वतासन)

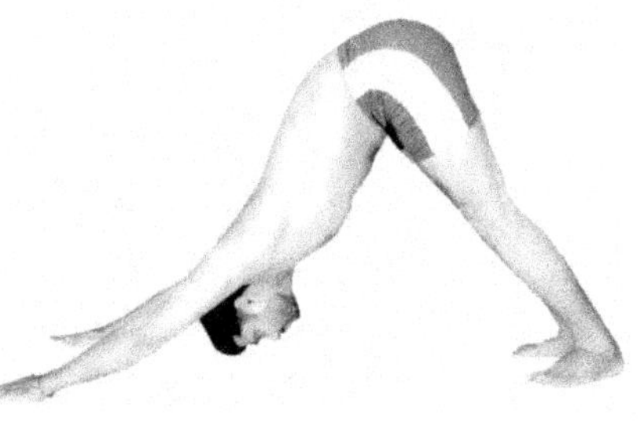

* श्वास को छोड़ते हुए दाहिना पैर बाएँ के समीप लाएँ।
* दोनों हाथ-पैर सीधे, एड़ियाँ जमीन से लगी हुई।
* दोनों घुटने और कोहनियाँ तनी हुई।
* नितम्ब ऊपर उठे हुए।
* सिर घुटनों की ओर खींचा हुआ।
* ठोड़ी छाती से लगी हुई।
* एड़ियाँ, कटि और कलाइयाँ इनमें त्रिकोण बने।
* दृष्टि नाभि की ओर।
* मंत्र–ओ३म रवगाय नमः।।

छठी स्थिति (सेतु आसन)

* श्वास भरते हुए शरीर को आगे बढ़ाएँ।
* कंधों से एड़ियों तक का भाग सेतु के सदृश सीधा रहे।
* शरीर का भार सीधी भुजाओं पर स्थित हो।
* चेहरा व दृष्टि सामने की ओर रहे।
* मंत्र–ओ३म पूष्णे नमः।।

सातवीं स्थिति (षष्टांगनमन)

- श्वास भरते हुए साष्टांग नमस्कार।
- ललाट, छाती, दोनों हथेलियाँ, दोनों घुटने, दोनों पैरों के पंजे ये आठ अंग भूमि पर टिके हुए।
- नितम्ब ऊपर तने हुए
- कोहनियाँ ऊपर एक-दूसरे की ओर खींचे हुई।
- **मंत्र**–ओ३म हिरण्यगर्भाय नमः।।

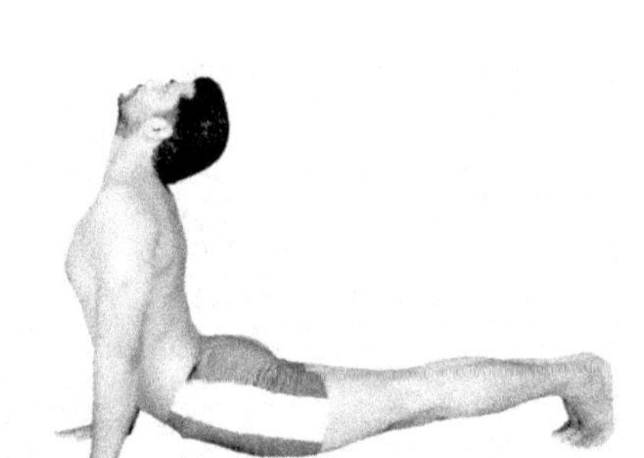

आठवीं स्थिति (भुजंगासन)

- श्वास को भरते हुए शरीर को कमर से ऊपर उठाएँ।
- घुटने और जंघाएँ भूमि से सटी हुई।
- हाथ सीधे कोहनियाँ तनी हुई।
- मस्तक पीछे की ओर झुका हुआ, दृष्टि ऊपर।
- कमर हथेलियों की ओर खींची हुई।
- मेरूदंड धनुषाकार।
- **मंत्र**–ओ३म मरीचये नमः।।

नौवीं स्थिति (पर्वतासन)

- यह स्थिति पाँचवीं स्थिति की पुनरावृत्ति है।
- श्वास को बाहर छोड़कर पीठ नितम्बों को ऊपर उठाएँ।
- दोनों हाथ पैर सीधे।
- घुटने व कोहनियाँ तनी हुई।
- एड़ियाँ भूमि पर टिकी हों।
- मस्तक घुटनों की ओर खिंचा हुआ।
- ठोड़ी उरोस्थि में लगी हुई।
- **मंत्र**–ओ३म आदित्याय नमः।।

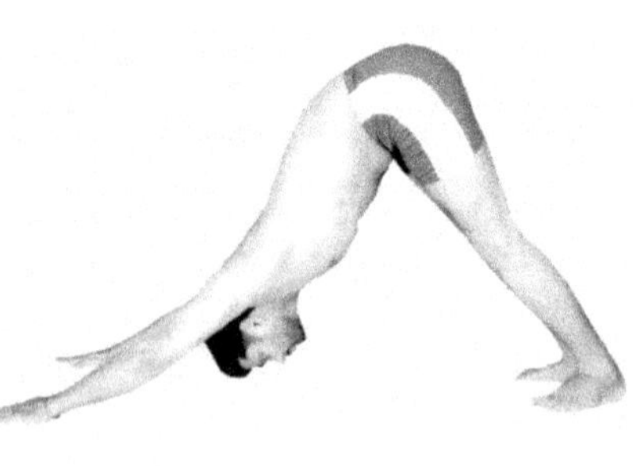

दसवीं स्थिति (अश्वसंचालन)

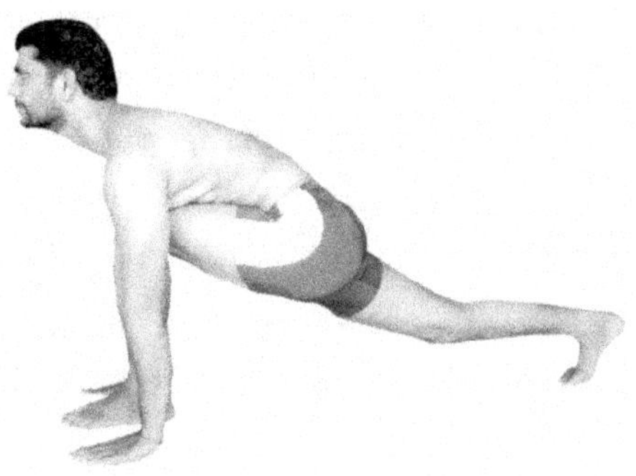

- श्वास भीतर लेते हुए बायाँ पैर आगे लाकर पंजा दोनों हथेलियों के बीच में रखें।
- दाहिने पैर का पंजा और घुटना धरती से ऊपर उठे हुए हों।
- पीठ-सीना सीधा दृष्टि ऊपर की ओर।
- कंधे और मस्तक पीछे खींचे।
- **मंत्र**–ओ३म सवित्रे नमः।।

ग्यारहवीं स्थिति (पादहस्तासन)

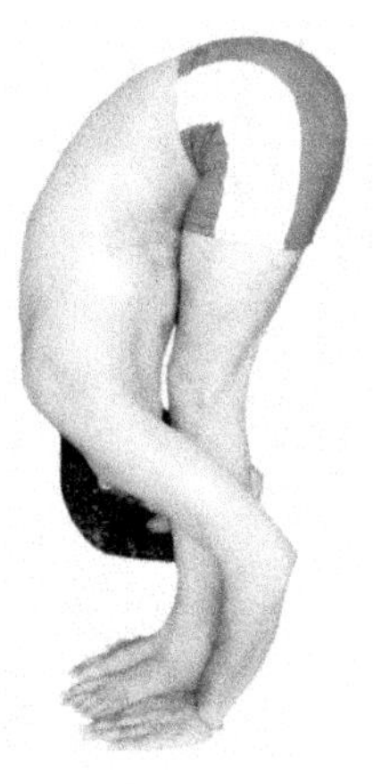

- श्वास बाहर निकालते हुए दाएँ पैर को बाएँ पैर के समीप लाएँ।
- दोनों हथेलियाँ दोनों पैरों के पास धरती पर टिकी हुई।
- ललाट-घुटनों व ठोड़ी उरोस्थि से लगी हुई।
- दोनों घुटने सीधे तथा हथेलियाँ पैरों के समीप रखें।
- **मंत्र**–ओ३म अर्काय नमू

बारहवीं स्थिति (अर्धचन्द्रासन)

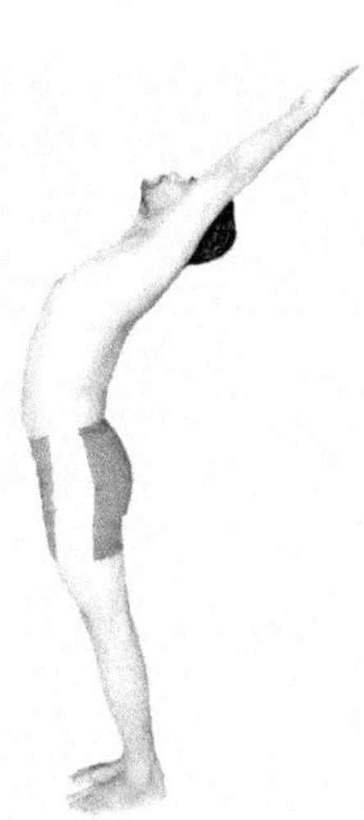

- श्वास लेते हुए भुजाओं को सीधा फैलाते हुए ऊपर उठें।
- पीठ का दबाव देते हुए कुछ पीछे झुकें।
- हाथ सीधे, कोहनियाँ तनी हुई।
- दृष्टि कर मूल में।
- **मंत्र**–ओ३म भास्कराय नमः।।

विश्राम (सूर्य नमस्कार)

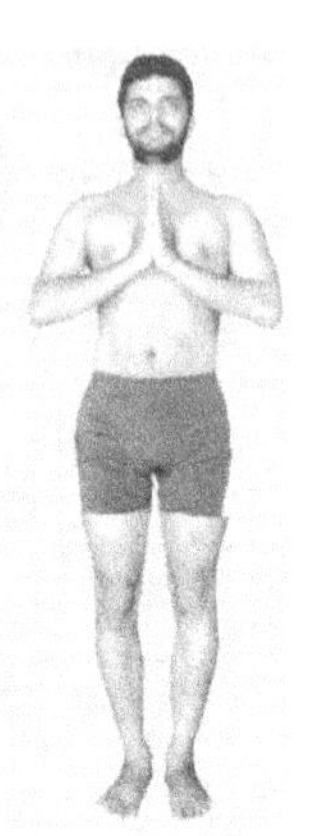

- श्वास छोड़ते हुए दोनों हाथों को पार्श्व (साइड) भाग से सीने के सम्मुख नमस्कार मुद्रा में लाएँ।
- प्रारंभिक स्थिति के अनुसार संपूर्ण शरीर तना हुआ।
- दोनों पैरों की एड़ियाँ एवं अँगूठे परस्पर मिले हुए।
- दृष्टि नासिकाग्र।
- मन सहज शांत एवं प्रसन्न।

(ग) योगासन

योगासन योग-साधना का महत्त्वपूर्ण साधन है। जहाँ यह स्थूल रूप से शरीर की रचना, क्रिया-विधि को पूर्ण आरोग्य व गति प्रदान करता है, वहीं मनोसंवैगिक संतुलन को उत्पन्न कर व्यक्तित्व के समुचित-सुनियंत्रित निर्माण को प्रोत्साहित करता है।

यद्यपि योग शास्त्रों में अनेकों योगासनों का विवरण प्राप्त होता है, किंतु यहाँ व्यक्तित्व के समग्र विकास को ध्यान में रखते हुए कुछ चयनित सरल योगासनों का ही वर्णन दिया गया है। जिनसे उत्पन्न सुप्रभाव सात स्तरों का निर्माण करता है।

- शरीर संवर्धन।
- बलिष्ठता निर्माण।
- मानसिक क्षमता विकास।
- अरोग्य प्राप्ति।
- संवेग एवं अंतःप्रवृत्ति नियमन।
- व्याधि निराकरण
- स्थूल-सक्ष्म शरीर का अंतर्संबंधित होना।
  - (i) **आसनोपयोगी नियम**
  - (ii) **योग साधना की महत्त्वपूर्ण अनिवार्यताएँ**
  - (iii) **योगासनों का विशिष्ट प्रभाव**
  - (iv) **विविध योगासन**

(i) आसनोपयोगी नियम–

- प्रातःकाल शौच, दंतधावन इत्यादि से निवृत्त हो अभ्यास करें।
- स्थान-प्राकृतिक अथवा शुद्ध-पवित्र हो।
- वस्त्र हमेशा हल्के तथा न्यूनतम पहनें सूती, खादी।
- एक क्रम से आसनों को करें।
- भोजन के तत्काल बाद आसन अथवा आसनों के तत्काल बाद भोजन न करें।
- रुग्ण, क्षीण, कमजोर व्यक्ति धीमे-धीमे अभ्यास करें।

- प्रतिस्पर्धा के भाव से अभ्यास न हो।
- पूर्ण बल लगाते हुए आसन न करें।
- आसनों को धीरे-धीरे सहजता के साथ करें।
- आसन करने वाले व्यक्ति पोष्टिक भोजन करें।
- आसनों के मध्य तथा पश्चात् थोड़ा विश्राम अवश्य करें।

(ii) योग साधना की महत्त्वपूर्ण अनिवार्यताएँ–

- सभी प्रकार की पवित्रता योग के लिए अनिवार्य शर्त है।
- अभ्यास अपनी आयु, क्षमता, अवस्था एवं प्रकृति के अनुरूप सहजतापूर्वक ही करें।
- योगकाल में उत्पन्न अनुभवों को गहराई से महसूस करें एवं मनोदैहिक परिवर्तनों का सूक्ष्मता से अध्ययन करें।
- नियमित अभ्यास सफलता का मंत्र है।
- रोगोपचार की दृष्टि से कुशल निर्देशन में धैर्यपूर्ण नियमित अभ्यास ही एकमात्र विकल्प है।
- अभ्यास-काल में स्वयं में पूर्णतया डूबकर ही योग करें।
- सात्त्विक, संतुलित एवं प्राकृतिक आहार-विहार का सेवन ही योगफल को उन्नत बनाता है।
- शुभ संकल्प एवं दैविक भावों से ओत-प्रोत होकर किया योगाभ्यास आत्म-कल्याण का उपाय है।
- निरंतर चित्तशोधन एवं आत्मशक्ति के विकास का महान लक्ष्य-हृदय में जागृत रखें।
- योगाभ्यास काल में स्वयं को पूर्णतया परमेश्वर में समर्पित कर दें तथा लौकिक चिंताओं, विचारों, बाधाओं से सर्वथा मुक्त रहें।

(iii) योगासनों का विशिष्ट प्रभाव–

- **शारीरिक** – शरीर सुडौल, हष्ट-पुष्ट एवं स्वस्थ सुंदर बनता है।
- **मानसिक** – समस्त मानसिक शक्तियों का विकास, संतुलन एवं मानसिक संयम की उत्पत्ति।
- **प्राणिक** – प्राण ऊर्जा का विकास एवं दस-प्राणों को पारस्परिक संतुलन स्थापित करना।
- **संवैगिक** – संवेग एवं भावनाओं की शुद्धि, दिव्यभावों की उत्पत्ति के साथ अशुभ भाव-संवेगों का निरोध।
- **चारित्रिक** – ब्रह्मचर्य की प्रतिष्ठा द्वारा मन-इंद्रियों का संयमपूर्वक उपयोग तथा श्रेष्ठ चारित्रिक गुणों का निर्माण।
- **नैदानिक** – साध्य असाध्य मनोकायिक रोगों का सफल उपचार।
- **आध्यात्मिक** – आत्म कल्याणक विभिन्न आध्यात्मिक प्रक्रियाओं का प्रारंभ होना एवं ध्यान-समाधि की क्षमता उत्पन्न करना।

(iv) विविध योगासन

(1) शीर्षासन–

विधि–

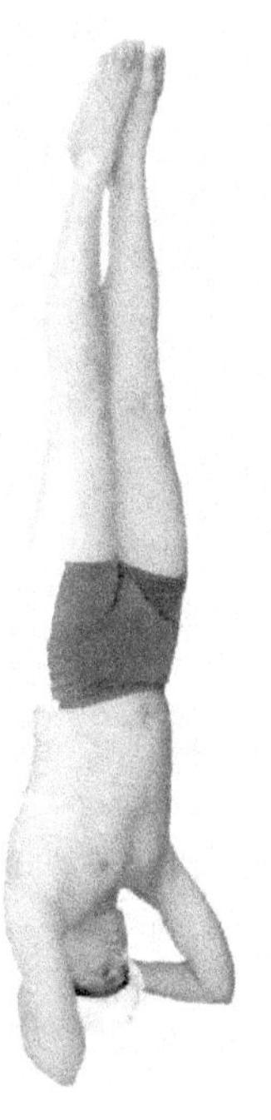

- धोती या किसी लंबे वस्त्र की गोलाकार गद्दी बनाएँ। दोनों हाथों की अंगुलियों को आपस में डालकर कोहनी तक हाथ को जमीन पर टिकाएँ। गद्दी को हाथों के बीच रखें।

- सिर का अग्रभाग गद्दी पर एवं घुटने जमीन पर टिके हुए हों। अब शरीर का भार ग्रीवा एवं कोहनियों पर संतुलित करते हुए पैरों को भूमि के समानांतर सीधा करें।

- अब एक घुटने को मोड़ते हुए ऊपर उठाएँ, उसके पश्चात् दूसरे घुटने को भी ऊपर उठाकर मोड़कर रखें।

- अब मुड़े हुए घुटनों को क्रमशः एक-एक करके ऊपर उठाने की चेष्टा करें। प्रारंभ में शीघ्रता नहीं करनी चाहिए। धीरे-धीरे पैर सीधे होने लगेंगे। जब पैर सीधे हो जाएँ तो आपस में मिलाकर प्रारंभ में थोड़ा आगे की ओर झुकाकर रखें, नहीं तो पीछे की ओर गिरने का भय होता है।

- आँखें बंद रहें, श्वास-प्रश्वास की गति सामान्य रहे।

- जिस क्रम से पैर ऊपर उठे थे उसी क्रम से वापस पूर्व स्थिति में लाएँ। अपने प्रकृति के अनुकूल शीर्षासन के बाद शवासन करें या खड़े हो जाएँ, जिससे रक्त का प्रवाह जो मस्तिष्क की ओर हो रहा था, वह सामान्य हो जाए।

समय–यह आसन 15 सेकेंड से आरंभ करके आधे घंटे तक कर सकते हैं। अधिक अभ्यास किसी प्रशिक्षक के सान्निध्य में करें। सामान्य अवस्था में 3 से 5 मिनट तक करना पर्याप्त है।

लाभ–

- यह आसन सब आसनों का राजा है। इससे शुद्ध रक्त मस्तिष्क में स्राव होने से सोच-विचार की शक्ति, मेधा शक्ति, स्मरण शक्ति तथा अन्य सभी कार्यों की क्षमता बढ़ जाती है। इससे आँख, कान, नाक आदि आरोग्य होते हैं। पिट्यूटरी एवं पीनियल ग्लैण्ड को स्वस्थ करके मस्तिष्क को सक्रिय करता है।

- पाचनतंत्र, आमाशय, आंत्र एवं यकृत को सक्रिय कर जठराग्नि को प्रदीप्त करता है। आंत्रवृद्धि, आंत्रशोध, हिस्टिरिया एवं अंडकोष वृद्धि, हर्निया, कब्ज, व्हेरिकोज व्हेन्स आदि रोगों को दूर करता है।

- थायराइड ग्लैण्ड को सक्रिय कर दुर्बलता व मोटापा दोनों दूर करता है।

- थायराइड ग्लैण्ड को सक्रिय करके ब्रह्मचर्य को स्थिर करता है। स्वप्नदोष, प्रमेह, नपुंसकता, बंध्यापन आदि धातु रोगों को नष्ट करते हैं। मुखमंडल पर ओज एवं तेज की वृद्धि करता है। छाती व फेफड़ों की क्षमता का विकास होता है।
- असमय बालों का झड़ना एवं सफेद होना दोनों ही व्याधियों को दूर करता है।

सावधानियाँ–

- जिनके कान बह रहे हों या कानों में पीड़ा हो उन्हें यह आसन नहीं करना चाहिए।
- निकट दृष्टि का चश्मा हो या आँखों पर अधिक लालिमा हो, तब नहीं करें।
- हृदय एवं उच्च रक्तचाप तथा कमर दर्द के रोगी इस आसन को नहीं करें।
- भारी व्यायाम करने के तुरंत बाद शीर्षासन न करें। इस आसन को करते समय शरीर का तापमान सम होना चाहिए।
- जुकाम, नजला आदि होने पर भी इस आसन को नहीं करें।

(2) ताड़ासन

विधि–

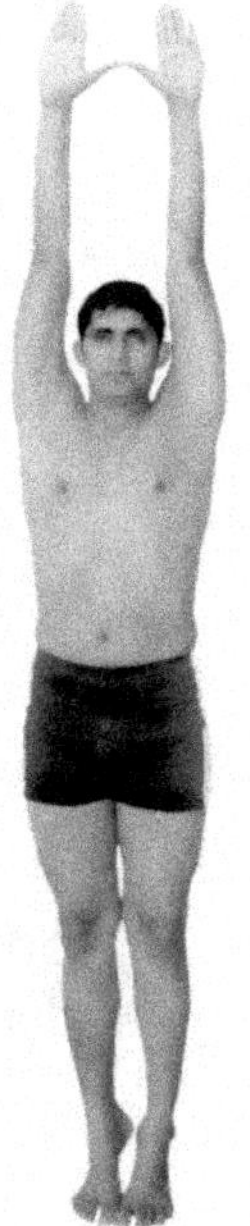

- सावधान अवस्था में खड़े हो जाइए।
- दोनों हाथों को दीर्घ श्वास लेते हुए पार्श्वभाग से धीरे-धीरे ऊपर उठाएँ।
- भुजाओं को पूरा ऊपर की ओर खींचिए। पैरों की एड़ियाँ भी उठ जाएँगी। समस्त शरीर तना रहेगा।
- श्वास छोड़ते हुए इसी क्रम में वापस आ जाइए। इसी प्रकार 3 से 5 चक्र कीजिए।

लाभ–

- कद में वृद्धि होती है।
- दीर्घ श्वास के परिणामस्वरूप वक्ष एवं फेफड़े सुदृढ़ तथा विस्तृत होते हैं।
- संपूर्ण शरीर में स्फूर्ति, सक्रियता एवं संतुलन का निर्माण होता है।
- पाचन तंत्र सक्रिय होता है और उदर विकास ठीक होते हैं।
- स्नायु मंडल सक्रिय होकर रक्त प्रवाह सुधरता है।
- सुस्ती, निद्रा व अवसाद दूर होते हैं।
- रीढ़ पर तनाव आने से कमर संबंधी व्याधियाँ दूर होती हैं।

विशेष–

- दृष्टि एक बिंदु पर केंद्रित करने से शारीरिक संतुलन बनता है।

(3) त्रिकोणासन

विधि –

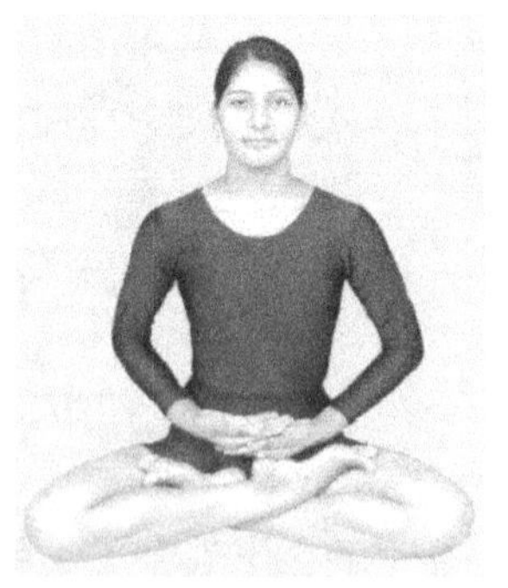

- दोनों पैरों के बीच में लगभग डेढ़ से दो फुट का अंतर रखते हुए सीधे खड़े हो जाएँ। दोनों हाथ कंधों के समानांतर पार्श्व भाग में खुले हुए हों। अब धीरे-धीरे बाई तरफ झुक जाए, इसी प्रकार धीरे-धीरे दूसरी ओर भी करें।

सावधानियाँ –

- स्प्लीन एवं लीवर शोध की अवस्था में परामर्श लें।

लाभ –

- कटि प्रदेश लचीला बनता है। पार्श्व भाग की चर्बी को कम करता है।
- पृष्ठांश की माँसपेशियों पर बल पड़ने से उनका स्वास्थ्य सुधरता है। छाती का विकास करता है।
- लंबाई बढ़ाने में सहायक है। मोटापा कम होता है।
- उच्च रक्तचाप को कम करता है।
- मधुमेह रोगियों के लिए भी लाभप्रद है।
- मेरुदंड संबंधी समस्त व्याधियाँ, साइटिका, जोड़ों में दर्द, गठिया तथा शारीरिक कंपन में हितकारी आसन है।

(4) पद्मासन

विधि –

- दंडासन में बैठकर दाहिने पैर को बाईं तथा बाएँ पैर को दाहिनी जंघा पर स्थिर करें। दोनों पैरों की एड़ियाँ नाभि के समीप परस्पर मिली हुई हों। मेरुदंड सीधा रखें।
- दोनों हाथों की अंजलि मुद्रा बनाकर (बायाँ हाथ नीचे दायाँ हाथ ऊपर) गोद में रखें। नासिकाग्र अथवा किसी एक स्थान पर मन को केंद्रित करके इष्ट देव परमात्मा का ध्यान करें।
- प्रारंभ में एक-दो मिनट तक करें। फिर धीरे-धीरे समय बढ़ाएँ।

लाभ –

- मनोशारीरिक संयम, शांति, शुचिता एवं ब्रह्मचर्य की प्रतिष्ठा होती है। जागरूकता एवं पुष्टता बढ़ती है।
- ध्यान के लिए उत्तम आसन है। मन की एकाग्रता व प्राणोत्थान में सहायक है।
- जठराग्नि को तीव्र करता है। वातव्याधि में लाभदायक है।
- कमर, घुटनों तथा टांगों को बल प्राप्त होता है, स्नायु दौर्बल्य में लाभ प्राप्त होता है।
- श्वास की गति धीमी एवं लयबद्ध हो जाती है। प्राणायाम् करने के लिए आसन सर्वश्रेष्ठ है।

सावधानियाँ –

- अर्थराईटिस, साईटिका पेन, किडनी फेल के रोगी परामर्श अवश्य ले।

(5) बद्धपदमासन

विधि –

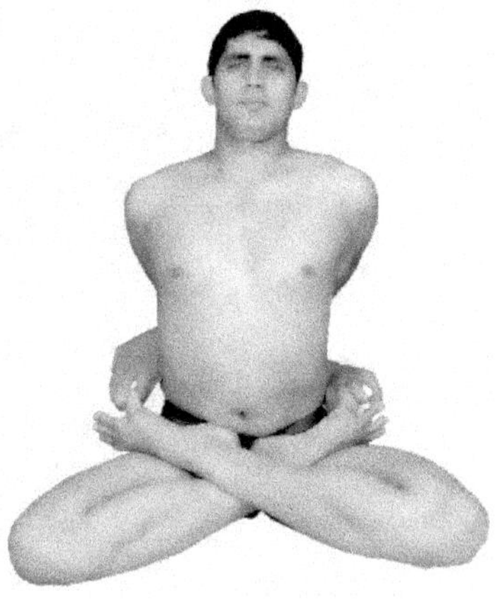

- पद्मासन में बैठकर बाएँ हाथ को पीठ के पीछे से घुमाकर बाएँ पैर का अंगूठा पकड़ें, इसी प्रकार दाएँ हाथ को पीछे से लेते हुए दाएँ पैर का अंगूठा पकड़ें।
- कमर व रीढ़ की हड्डी सीधी रहे। आँखें बंद रखकर यथाभिमत मन को एकाग्र करें।

सावधानियाँ –

- पद्मासन संबंधित एवं एब्डोसन अलसर, अर्पेंडिक्स एवं अस्थिमृदुता में परामर्श वांछित है।

लाभ –

- पद्मासन के सभी लाभ प्राप्त होते हैं।
- माताओं एवं पुरुषों की छाती का विकास कर सुंदर बनाता है।
- हाथ, कंधे एवं संपूर्ण पृष्ठ भाग के लिए उपयोगी है। फेफड़ों की प्राणवायु से ग्रहण क्षमता का विकास होता है और श्वास संबंधी समस्त अनियमितताएँ श्वास फूलना, चढ़ना, बेचैनी, श्वास रुकना, छोटे-छोटे श्वास आना, तीव्र श्वास आना अपितु श्वसन रोग क्षय, अस्थमा, दम उखड़ना इत्यादि बीमारियों में भी लाभ प्राप्त होता है।

(6) मत्स्यासन

विधि –

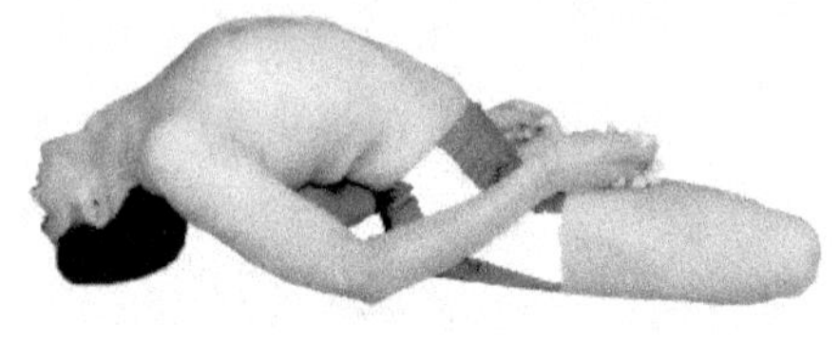

- पद्मासन की स्थिति में बैठकर हाथों से सहारा लेते हुए पीछे कोहनियाँ टिकाकर लेट जाइए।
- हथेलियों को कंधे से पीछे टिकाकर उनसे सहारा लेते हुए ग्रीवा को जितना पीछे मोड़ सकते हैं मोड़िए। पीठ और छाती ऊपर उठी हुई तथा घुटने भूमि पर टिके हुए हों।
- हाथों से पैर के अंगूठे पकड़ कर कोहनियों को भूमि पर टिकाइए। श्वास अंदर भरकर रखें।
- आसन छोड़ते समय जिस स्थिति में प्रारंभ किया था, उस स्थिति में वापस आएँ या कंधे एवं सिर को भूमि पर टिकाते हुए पैरों को सीधा करके शवासन में लेट जाएँ।

लाभ –

- पेट के लिए उत्तम अभ्यास है। आँतों को सक्रिय करके कब्ज की निवृत्ति करता है।
- थायराइड, पैरा थायराइड एवं एड्रिनल को स्वस्थ बनाता है।
- सर्वाइकल पेन या ग्रीवा की पीछे की हड्डी बढ़ी हुई होने पर लाभदायक है।
- नाभि टलना दूर होता है। फेफड़ों के रोग दमा-श्वास आदि की निवृत्ति करता है। स्त्री-पुरुष प्रजनन ग्रंथियों की कार्यक्षमता मे विकास होता है।
- गर्दन एवं हृदय को शक्ति मिलती है तथा चेहरे पर कांति आती है।

सावधानियाँ –

- किसी भी रोग की स्थिति में श्वास सामान्य रहें। गर्दन को सामर्थ्य के अनुरूप ही पीछे मोड़ें।

(7) वज्रासन

विधि –

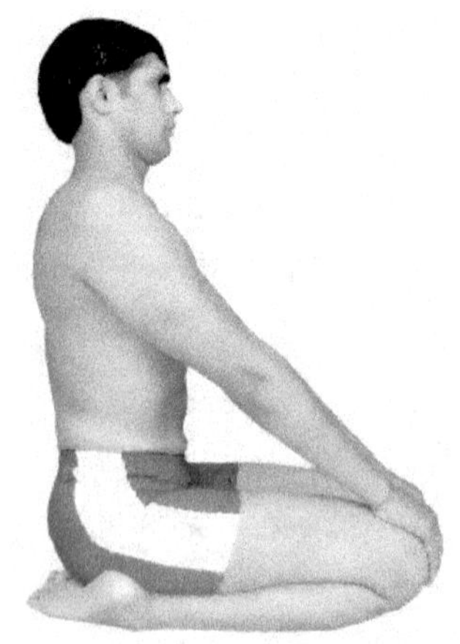

- दोनों पैरों को मोड़कर नितंब के नीचे इस प्रकार रखें कि एड़ियाँ बाहर की ओर निकली हुई तथा पंजे नितंब से लगे हुए हों।
- इस स्थिति में पैरों के अंगूठे एक दूसरे से लगे हुए होंगे। कमर, ग्रीवा एवं सिर सीधे रहें। घुटने मिले हुए हों। हथेलियों को घुटनों पर रखें।

लाभ–

* यह ध्यानात्मक आसन है। मन की चंचलता को दूर करता है।
* घुटनों एवं पिंडलियों की पीड़ा को दूर करता है। साइटिका दर्द में लाभप्रद है।
* भोजन के बाद किया जाने वाला यह एकमात्र आसन है, इसके करने से अपचन, अम्लपित्त, गैस, कब्ज की निवृत्ति होती है। भोजन के बाद 5 से लेकर 15 मिनट तक करने से भोजन का पाचन ठीक से हो जाता है।
* मेरुदंड सीधा एवं स्वस्थ होता है। जागरूकता, पुष्टता एवं उत्साह को बढ़ाता है।

सावधानियाँ–

* अर्थराईटिस, गठिया, घुटने एवं टखनों की पीड़ा की स्थिति में परामर्श लें। प्रारंभिक अभ्यास में टखनों के नीचे तकिया लगा लें, यह आसन को सहज बना देता है।

(8) सुप्तवज्रासन

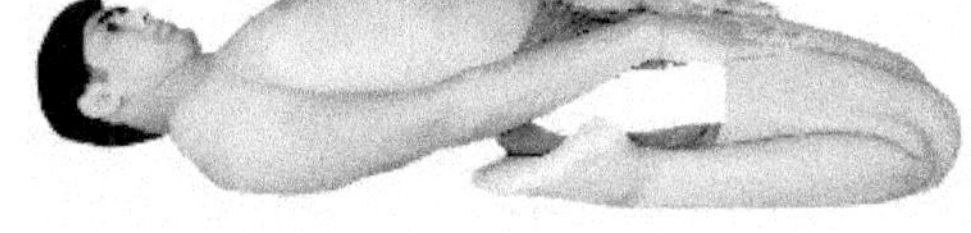

विधि–

* वज्रासन में बैठकर हाथों को पार्श्व भाग में रखकर उनकी सहायता से शरीर को पीछे झुकाते हुए भूमि पर सिर को टिका दीजिए। घुटने मिले हुए तथा भूमि पर टिके हुए हों।
* धीरे-धीरे कंधों, ग्रीवा एवं पीठ को भी भूमि पर टिकाने का प्रयत्न कीजिए। हथेलियों को जंघाओं पर सीधा रखें।
* आसन को छोड़ते समय कोहनियों एवं हाथों का सहारा लेते हुए वज्रासन में बैठ जाइए।

लाभ–

* इस आसन से वज्रासन के समस्त लाभ अधिक प्रभावी तरीके से प्राप्त होते हैं।
* यह आसन पेट के नीचे वाले भाग को खींचता है। जिससे बड़ी आंत सक्रिय होने से कोष्ठबद्धता मिटती है। हर्निया में लाभकारी है।
* नाभि का टलना दूर करता है, गुर्दों के लिए लाभप्रद है।
* वक्ष, उदर, श्रोणी, आंत्र पर खिंचाव के परिणामस्वरूप श्वसन संबंधी उदर व आंत्र संबंधी रोग शीघ्र नियंत्रित होते हैं।
* स्त्रियों के लिए विशेष लाभकारी है एवं मेरुदंड संबंधी समस्त रोग दूर होते हैं।

सावधानियाँ–

* वज्रासन संबंधित, सुप्तवज्रासन में पैरों के नीचे तकिए का प्रयोग न करें।

(9) गौमुखासन

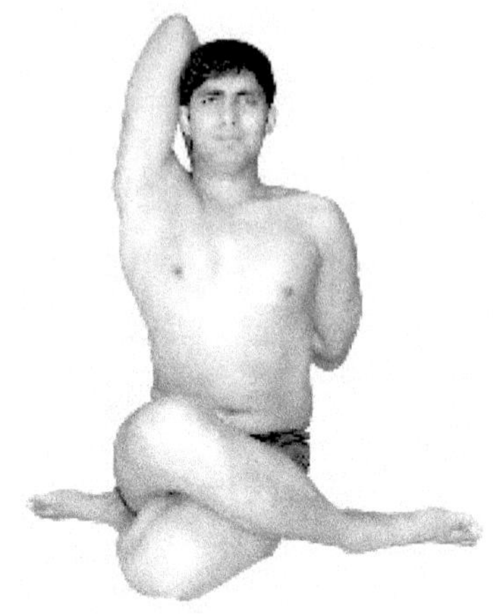

विधि–

- पैरों को सीधा फैलाकर बैठें।
- बाएँ पैर को मोड़कर एड़ी को सीवनी नाड़ी पर स्थापित करें।
- दाएँ पैर को मोड़कर बाएँ पैर के साइड में रखें।
- दाईं भुजा को कंधे के ऊपर व दाहिनी भुजा को पीठ की तरफ ले जाकर आपस में पकड़ लें।
- गर्दन व कमर सीधी रहे।
- दूसरे पैर से भी आसन की पुनरावृत्ति करें।

लाभ–

- अस्थमा एवं समस्त श्वास रोगों में हितप्रद है।
- रक्त शोधन एवं हृदय को पुष्ट करता है।
- यह आसन धातुरोग, मूत्ररोग व कन्याओं के रोगों में विशेष लाभकारी है।
- हर्निया, हाइड्रोसिल एवं संधि रोगों को दूर करता है।
- मानसिक उत्तेजना व तनाव का निराकरण होता है।

(10) मत्स्येन्द्रासन

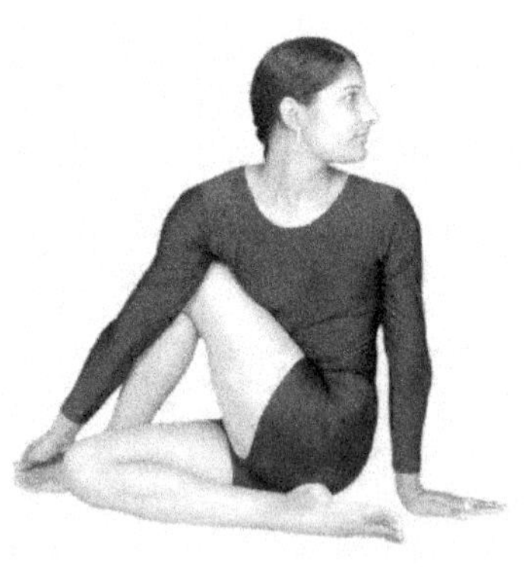

विधि–

- पैरों को सीधा फैलाकर बैठें।
- दाएँ पैर को बाएँ पैर के घुटने के समीप बाहर की ओर रखें।
- बाएँ पैर को घुटने से मोड़कर एड़ी को दाएँ नितंब के पास लगाएँ।
- बाएँ हाथ को पेट और दाएँ पैर के बीच से डालकर दाएँ पैर के पंजे को पकड़ लें।
- सीने व मुख को दाईं और घुमाते हुए दाएँ हाथ को बाईं जंघा के मूल में रखें।
- इस अवस्था में यथासामर्थ्य रुकने के पश्चात् दूसरी ओर से भी करें।

लाभ–

- लीवर, किडनी, स्पलिन और आँतों को पूर्ण सबल व स्वस्थ बनाता है।
- उदरीय रोग-गैस, अपच, एसिडिटी, कब्ज इत्यादि में लाभ देता है।

* मुख्य रूप से यौन ग्रंथियों व प्रजनन संस्थान की समस्याओं एवं विकारों को नष्ट करता है।
* मेरुदंड एवं वक्षस्थल की दुर्बलता एवं व्याधियों के पूर्ण निराकरण में सक्षम।
* मनोशारीरिक जटिल रोगों में यह आसन सहज ही आराम प्रदान करता है।

(11) मण्डूकासन

विधि—

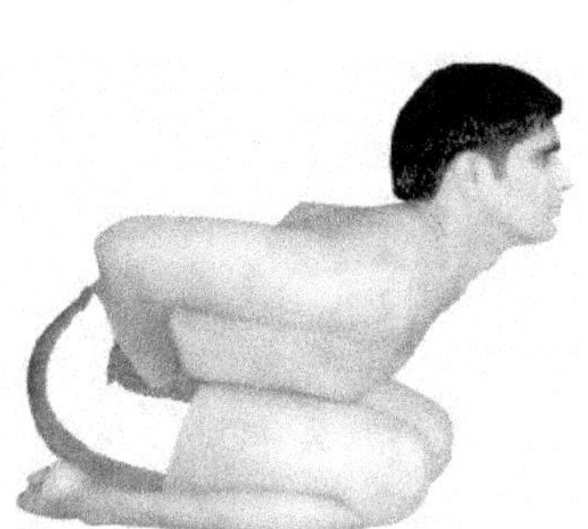

* वज्रासन में बैठ जाएँ।
* हाथों की मुट्ठियाँ बंद कर नाभि के दाएँ व बाएँ रखें।
* श्वास को बाहर निकालते हुए उदर को भीतर खींचें।
* आगे झुकते हुए मुख एवं सीने को भूमि से ऊपर उठाकर रखें।
* यथा शक्ति रुकने के पश्चात् अभ्यास की 4 आवृत्तियाँ दोहराएँ।

लाभ—

* पाचन तंत्र को पूर्ण स्वस्थ व सबल बनाता है।
* पेन्क्रियाज एवं एड्रिनल ग्लैण्ड सक्रिय एवं आरोग्य होते हैं।
* मधुमेह, मूत्ररोग, उदररोग, मोटापा एवं सर्दी लगने की समस्या का स्थायी उपचार होता है।
* विशेष रूप से मुख-सौंदर्य, नेत्रज्योति, मस्तिष्कीय क्रियाएँ और मनोशारीरिक शांति की प्राप्ति होती है।

(12) पश्चिमोत्तानासन

विधि—

* दंडासन में बैठकर श्वास भरते हुए दोनों भुजाओं को ऊपर उठाएँ।
* श्वास निकालने के साथ आगे झुकते हुए सीने को जंघाओं व सिर को घुटनों से लगाते हुए हाथों से पैरों के पंजों को पकड़ लें।
* सामान्य श्वास लेते हुए यथा सामर्थ्य रोकें।

लाभ—

* यह आसन शरीर के सभी आंतरिक अंगों को पूर्ण स्वस्थ, संतुलित तथा सक्रिय कर, आरोग्य एवं आयु को बढ़ाता है।

- मानसिक उद्वेग, चिड़चिड़ापन, क्रोध, अनिद्रा को दूर करता है।
- हठप्रदीपिका के अनुसार यह आसन प्राणों को सुषुम्णा की ओर उन्मुख करता है, जिससे कुण्डलिनी जागरण में सहायता मिलती है।
- जठराग्नि को प्रदीप्त करता है व वीर्य संबंधी विकारों को नष्ट करता है, कद वृद्धि के लिए महत्त्वपूर्ण अभ्यास है।
- शरीर में पसीने का अधिक व गंधयुक्त आना, तलवों का ठंडा या गर्म होना रोकता है तथा शरीर से दुर्गंध का नाश कर सुगंधित कर देता है। शरीर के अंदर लचीलापन आता है।

सावधानियाँ –

- इस आसन के बाद इसके पूरक आसन भुजंगासन व शलभासन करने चाहिए।
- कमर दर्द, स्लिम डिस्क एवं मेरुदंड की विकृति, उच्च रक्तचाप, हर्निया आदि में परामर्श अवश्य लें।

(13) वक्रासन

विधि –

- दंडासन में सीधा बैठें।
- दाएँ पैर को बाएँ पैर के घुटने के पास बाहर की ओर भूमि पर रखें।
- बाएँ हाथ को दाएँ घुटने के समीप बाहर की ओर सीधा रखते हुए दाएँ पैर के पंजे को पकड़ें।
- दाएँ हाथ को पीठ के पीछे से घुमाकर पीछे की ओर देखें।
- इसी प्रकार दूसरी ओर से इस आसन का अभ्यास करें।

लाभ –

- कमर दर्द में लाभकारी है।
- पृष्ठदेश की सभी नस-नाड़ियों में (जो मेरुदंड के इर्द-गिर्द फैली हुई हैं) रक्त संचार को सुचारु रूप से चलाता है।
- उदर विकारों को दूर कर आँतों को बल प्रदान करता है।
- थायराइड ग्रंथि और पेरा थायरायड ग्रंथि एक्टिवेट जागृत होती है। बड़ी आँत, हाथ, जंघा, कूल्हा और गर्दन पर खिचाव पड़ता है। जिससे अंग लचीले और पुष्ट हो जाते हैं। मधुमेह (डायबिटीज) के रोगियों के लिए यह आसन रामबाण है। मूल संबंधी रोग ठीक होते हैं। यकृत क्षमता और फेफड़ों को मजबूती मिलती है।
- मोटापा कम होता है।

(14) उष्ट्रासन

विधि –

* वज्रासन की स्थिति में बैठिए।
* अब एड़ियों को खड़ा करके उन पर दोनों हाथों को रखें। हाथों को इस प्रकार रखें कि अंगुलियाँ अंदर की ओर तथा अंगुष्ठ बाहर को हों।
* श्वास अंदर भरकर सिर एवं ग्रीवा को पीछे मोड़ते हुए कमर को ऊपर उठावें। श्वास छोड़ते हुए एड़ियों पर बैठ जाइए। इस प्रकार तीन-चार आवृत्ति करें।

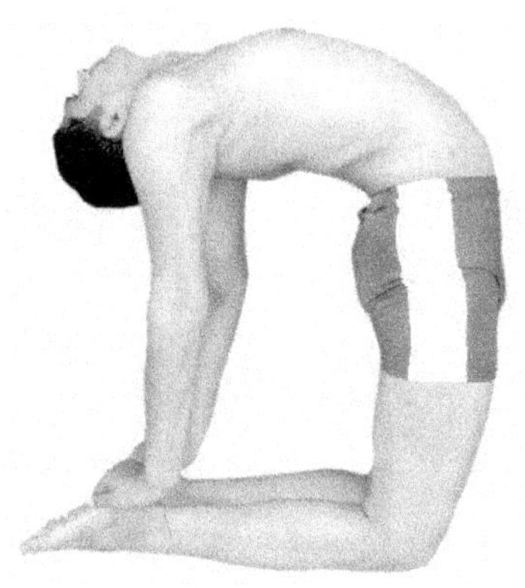

लाभ –

* यह आसन श्वसन तंत्र के लिए बहुत लाभकारी है। फेफड़ों के प्रकोष्ठ सक्रिय करता है। जिससे दमा के रोगियों को लाभ होता है।
* सर्वाइकल, स्पांडोलाईटिस एवं सियाटिका आदि समस्त मेरुदंड के रोगों को दूर करता है।
* थायराइड के लिए लाभकारी है।
* स्त्रियों में होने वाली एमीनोरिया या डिस्मैनोरिया में इसका लाभ उच्चतम हैं अन्य समस्त प्रसव व ऋतु संबंधी अनियमितताएँ भी समाप्त होती है।
* मोटापा और मधुमेह के लिए लाभदायक है।
* लीवर से संबंधित रोगों के लिए लाभकारी है।

सावधानियाँ –

* चक्कर आने की स्थिति एवं उच्चरक्तचाप के रोगी परामर्श ले। आसन के पश्चात् शशांकासन निश्चित करें।

(15) सिंहासन

विधि –

* यदि संभव हो तो सूर्याभिमुख हो वज्रासन में बैठकर घुटनों को थोड़ा खोल कर रखें। हाथों की अंगुलियाँ पीछे की ओर करके पैरों के बीच सीधा करें।
* श्वास अंदर भरकर जिह्वा को बाहर निकालिए। भ्रूमध्य में देखते हुए श्वास को बाहर निकालते हुए सिंहवत्‌ गर्जना कीजिए। इस प्रकार 3-4 बार करना चाहिए।

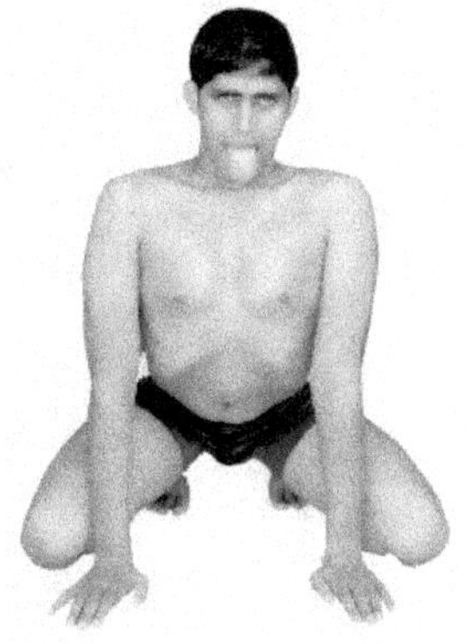

- सिंहासन करने के पश्चात् गले से लार छोड़ते हुए हल्के हाथ से गले की मालिश कीजिए इससे गले में खराश नहीं होती।

लाभ–

- टांसिल, थायराइड व अन्य गले संबंधी रोगों में उपयोगी है।
- कान-रोग व स्पष्ट उच्चारण में लाभकारी है।
- जो बच्चे तुतलाकर बोलते हैं, उनके लिए महत्त्वपूर्ण है।
- श्वसन संबंधी समस्याओं का निदान होता है।
- लार ग्रंथि को पुष्ट कर पाचन आदि क्रिया को बढ़ाता हैं।
- इस आसन से भय, ग्लानि, आत्मविश्वास की कमी, झिझकना आदि विकृति सहज ही दूर हो जाती है।
- संपूर्ण मुख ग्रीवा पेशियों का पर्याप्त व्यायाम होने से चेहरे पर कांति आती हैं।

(16) उत्तानपादासन

विधि–

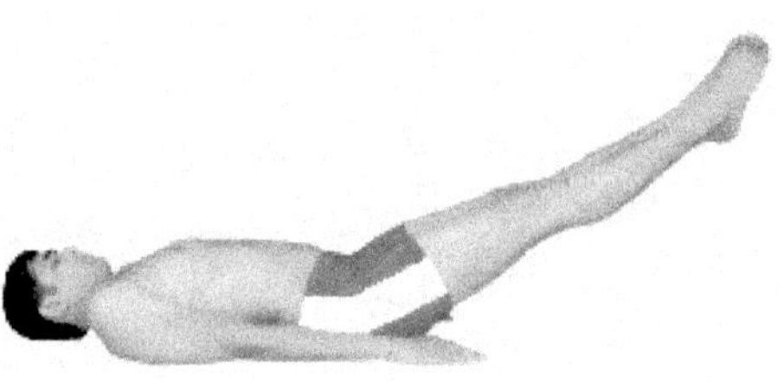

- पीठ के बल लेट जाएँ। हथेलियाँ भूमि की ओर, पैर सीधे, पंजे मिले हुए हों।
- अब श्वास अंदर भरकर पैरों को 1 फुट तक (करीब 30 डिग्री तक) शनैः-शनैः ऊपर उठाएँ, पंजे सामने की ओर खींचते हुए कुछ समय तक इसी स्थिति में बने रहें।
- वापस आते समय धीरे-धीरे पैरों को नीचे भूमि पर टिकाएँ, झटके के साथ नहीं। कुछ विश्राम कर फिर यही क्रिया कीजिए। इसको 3-6 बार करना चाहिए।
- जिनको कमर में अधिक दर्द रहता हो। वे एक-एक पैर से क्रमशः इस अभ्यास को करें।

लाभ–

- यह आसन आँतों को सबल एवं निरोग बनाता है तथा कब्ज, गैस, अपच, मोटापा एवं भूख न लगना आदि को दूर कर जठराग्नि को प्रदीप्त करता है।
- नाभि का टलना, हृदयरोग, पेटदर्द एवं श्वास रोग में भी उपयोगी है।
- एक-एक पैर से क्रमशः करने पर कमर दर्द में विशेष लाभप्रद है।
- पैरों की कंपन, थकान व दुर्बलता का निराकरण तथा कमर व पेट की माँसपेशियाँ सुदृढ़ और शरीर सुडौल बनाता है।

सावधानियाँ–

- उच्चरक्तचाप के रोगी सामान्य श्वास-प्रश्वास की अवस्था में करें।

(17) पवन मुक्तासन

विधि –

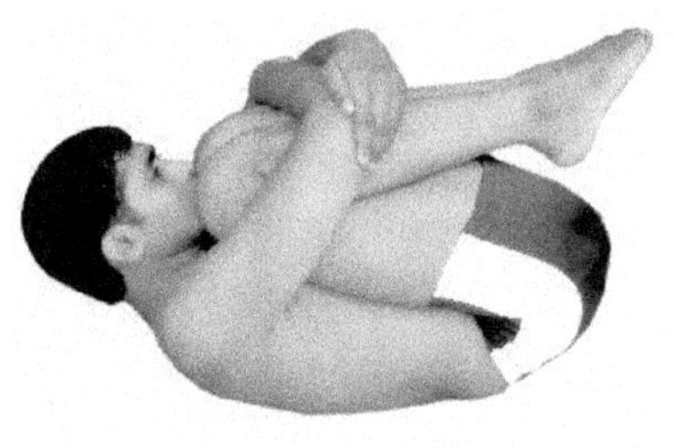

- सीधे लेटकर दाएँ पैर के घुटने को छाती पर रखें।
- दोनों हाथों को, अंगुलियाँ एक-दूसरे में डालते हुए घुटने पर रखें, श्वास बाहर निकालते हुए घुटने को दबाकर छाती से लगाएँ एवं सिर को उठाते हुए घुटने से नासिका स्पर्श करें, कुछ देर करीब 10 से 30 सेकेंड तक इस स्थिति में रहकर फिर पैर को सीधा कर दें।
- इसी तरह दूसरे पैर से करे। अंत में दोनों पैरों से एक साथ इस अभ्यास को करना चाहिए। यह एक चक्र पूरा हुआ। इस प्रकार 3 से 4 चक्र कर सकते हैं।
- दोनों पैरों को पकड़ते हुए कम की मालिश भी करें। शरीर को आगे-पीछे-दाएँ-बाएँ लुढ़काना भी चाहिए।

लाभ –

- अंतःस्रावी ग्रंथि, क्लोम ग्रंथि एवं लीवर से संबंधित समस्याएँ दूर होती है। पाचन संस्थान पुष्ट तथा कब्ज दूर होती है।
- यह आसन यथानाम तथा गुण है। उदरगत वायु विकार के लिए यह बहुत ही उत्तम है।
- स्त्री रोग अल्पार्त्तव, कष्टार्त्तव एवं गर्भाशय संबंधी रोगों के लिए लाभप्रद है।
- अम्लपित्त, हृदयरोग, डायबिटीज, गठिया एवं कटि पीड़ा में हितकारी है।
- पेट की बढ़ी हुई चर्बी को कम करता है।

सावधानियाँ –

- यदि कमर में अधिक दर्द एवं सर्वाइकल स्पोंडालाइटिस हो तो सिर उठाकर घुटने से नासिका न लगाएँ। केवल पैरों को दबाकर छाती से स्पर्श करें। ऐसा करने से स्लिपडिस्क, साईटिका एवं कमर दर्द में पर्याप्त लाभ होता है।

(18) सर्वांगासन

विधि –

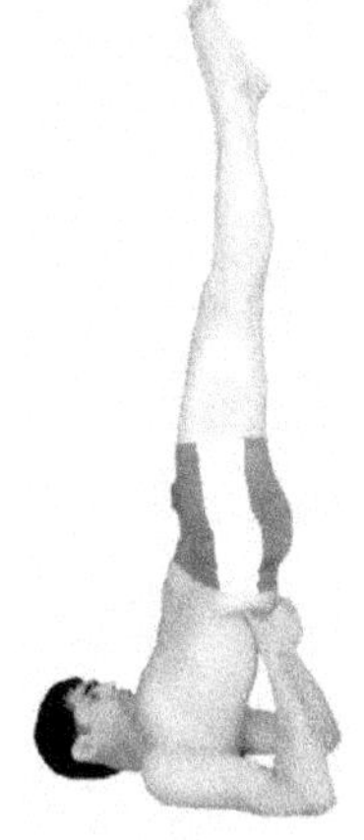

- शवासन में लेटकर पैरों को 90 डिग्री के कोण तक सीधा उठाएँ।
- अब पीठ को हाथों का सहयोग देते हुए पैरों को ऊर्ध्व दिशा में इतना सीधा करें कि पैर, पेट और सीना एक सीध में हो जाएँ।
- श्वास सामान्य ठोड़ी सीने से लगी हुई तथा दृष्टि पैरों के अँगूठे पर स्थित हो। हाथों का सहयोग लेते हुए वापस आएँ। जितने समय तक सर्वांगासन किया जाए लगभग उतने ही समय तक शवासन में विश्राम करें।

- वापस आते समय पैरों को सीधा रखते हुए पीछे की ओर थोड़ा झुकाएँ। दोनों हाथों को कमर हटाकर भूमि पर सीधा कर दें। अब हथेलियों से भूमि को दबाते हुए जिस क्रम से उठे थे उसी क्रम से धीरे-धीरे पहले पीठ और फिर पैरों को भूमि पर सीधा करें।

लाभ –

- थायराइड को सक्रिय एवं स्वस्थ बनाता है। इसलिए मोटापा, दुर्बलता एवं थकानादि विकास दूर होते हैं। एड्रिनल, शुक्रग्रंथि एवं डिम्बग्रंथियों को सबल बनाता है। एवं मूत्र संबंधी विकारों को दूर करता है।
- इस आसन से थायराइड एवं पिच्युरटी ग्लैंड के मुख्य रूप से क्रियाशील होने से यह कद वृद्धि में विशेष उपयोगी है और गले संबंधी बीमारी दूर होती है।
- मस्तिष्क में रक्त का संचार अधिक होता है। जिससे मस्तिष्क ज्यादा सक्रिय हो जाता है और कार्य करने की क्षमता बढ़ जाती है। नियमित अभ्यास से साधक सदा युवा बना रहता है।
- अन्य सभी लाभ शीर्षासन के समान है।
- हर्निया, हाइड्रोसिल, पाईल्स एवं वैरीकोज-वेन्स में विशेष उपयोगी आसन है।

(19) हलासन

विधि –

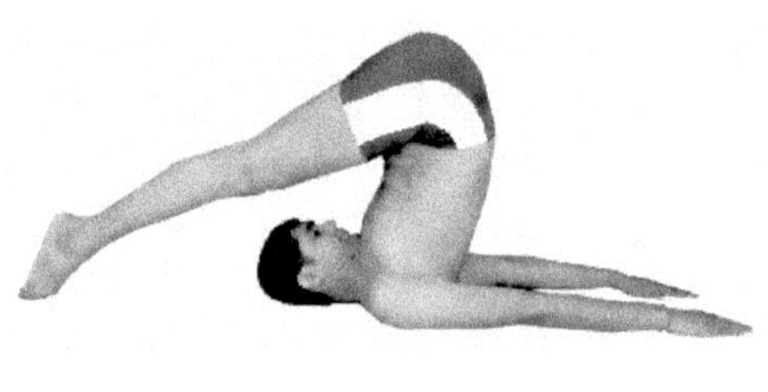

- सर्वांगासान में स्थित हो जाए। अब श्वास छोड़ते हुए पैरों को धीमे-धीमे सिर की दिशा में पीछे भूमि पर सीधा फैला दें।
- श्वास की गति सामान्य रहेगी। प्रारंभ में हाथों को सुविधा की दृष्टि से कमर के पीछे लगा सकते है। पूर्ण स्थिति में हाथ भूमि पर ही रखें। इस स्थिति में 30 सेकेंड रहें।
- वापस आते समय जिस क्रम से ऊपर आए थे उसी क्रम से भूमि को हथेलियों से दबाते हुए पैरों को घुटनों से सीधा रखते हुए भूमि पर टिकाएँ।

लाभ –

- मेरुदंड को स्वस्थ एवं लचीला बना कर पृष्ठभाग की माँसपेशियों को भी विस्तृत एवं निरोग बनाता है।
- थायराइड, ग्रंथि को चुस्त करके मोटापा, बौनापन एवं दुर्बलता आदि को दूर करता है।
- डायबिटीज, अर्थराइटिस, साइनोंसाईटिस आदि में हितकारी है।
- वक्ष व फेफड़ों को विशेष बलिष्ठता प्रदान करता है, जिससे रक्तशोधन दर बढ़ जाती है।

- अनिद्रा व तनाव में विशेष लाभकारी है।
- अजीर्ण, मंदाग्नि, गैस, कब्ज, तिल्ली व यकृत-वृद्धि में लाभकारी है।
- पेट संबंधी विकास दूर होते हैं और पाईल्स रोग में लाभप्रद है।
- मस्तिष्क में रक्त का संचार अधिक होता है। जिससे मस्तिष्क ज्यादा सक्रिय हो जाता है और कार्य करने की क्षमता बढ़ जाती है।

सावधानियाँ–

- उच्चरक्तचाप, हृदय रोग, मस्तिष्कगत रोग, मेरुदंड के रोगों की स्थिति में आसन पूर्व परामर्श लेना अत्यंत आवश्यक है।
- हलासन के पश्चात् हनुउत्तानासन करें।

(20) कर्णपीडासन

विधि–हलासन की तरह पैरों को सिर के पीछे टिकाकर दोनों घुटनों को झुकाकर कानों से लगा दें। शेष विधि हलासन के समान है।

लाभ–सभी लाभ हलासन के समान है। कर्ण रोगों में विशेष लाभकारी होने से इस आसन का नाम कर्ण

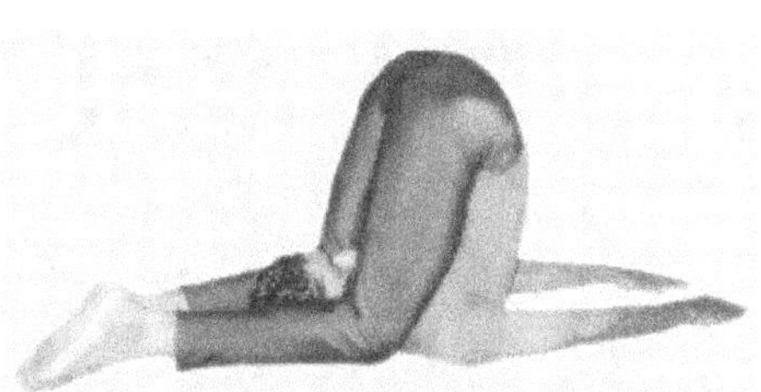

पीड़ासन है। हृदय, वक्ष, उदर और मूत्र संस्थान की स्वाभाविक मरदन व दबाव की स्थिति के कारण उपरोक्त अंगों की कार्यक्षमता का विकास होता है।

सावधानियाँ–

- हलासन के समान।

(21) चक्रासन

विधि–

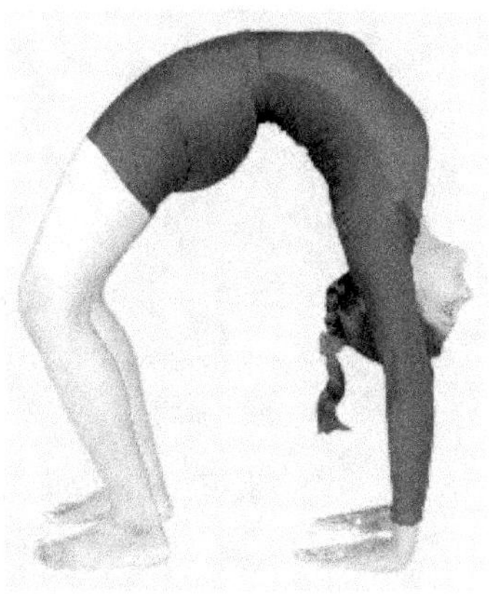

- पीठ के बल लेटकर घुटनों को मोड़िए। एड़ियाँ नितंबों के समीप लगी हुई हो।
- दोनों हाथों को उल्टा करके कंधों के पीछे थोड़े अंतर पर रखे।
- श्वास अंदर भरकर कटिप्रदेश एवं छाती को ऊपर उठाइए।
- धीरे-धीरे हाथ एवं पैरों को समीप लाने का प्रयत्न करें, जिससे शरीर की चक्र जैसी आकृति बन जाए।
- आसन छोड़ते समय शरीर को ढीला करते हुए कमर भूमि पर टिका दें। इस प्रकार 3-4 आवृत्ति करें।

लाभ –

- रीढ़ की हड्डी को लचीला बनाकर वृद्धावस्था नहीं आने देता। जठर एवं आँतों को सक्रिय करता है।
- शरीर में स्फूर्ति, शक्ति एवं तेज की वृद्धि करता है।
- कटिपीड़ा, श्वास रोग, सिरदर्द, नेत्र विकारों, सर्वाइकल व स्पोंडोलाईटिस में विशेष हितकारी है।
- हाथ पैरों की माँसपेशियों को सबल बनाता है।
- महिलाओं में गर्भाशय के विकारों को दूर करता है।
- मेरुदंड वृद्ध अवस्था तक स्वस्थ एवं सक्रिय बना रहता है तथा कमर संबंधित विकार दूर हो जाता है।
- शरीर में प्राण शक्ति तथा प्रतिरोधक क्षमता का विकास होता है। व्यक्ति में एंटिऑक्सिडेंट की निर्माण दर बढ़ जाती हैं जिससे व्यक्ति निरोग एवं दीर्घजीवी बनता है।
- चेहरे पर कांति बनी रहती हैं और झुर्रियाँ नहीं पड़ती।

सावधानियाँ –

- उच्चरक्तचाप, हृदयरोग, हर्निया, अपेण्डिक्स, मिर्गी संधिशोध इत्यादि रुग्ण अवस्थाओं में आसन से पूर्व परामर्श अवश्य लें।
- आसन के अनंतर पूर्ण पवनमुक्तासन में रोलिंग करें।

(22) नौकासन

विधि –

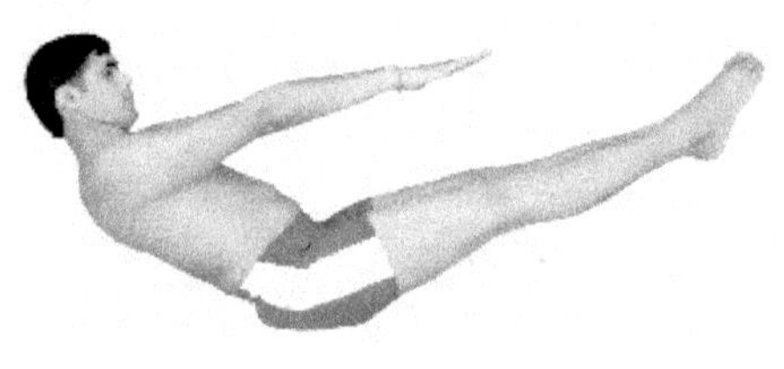

- दोनों हाथों को जंघाओं के ऊपर रखकर सीधे लेटें। अब श्वास अंदर भरते हुए पहले सिर एवं कंधों को ऊपर उठाएँ फिर पैरों को भी ऊपर उठाएँ। हाथ, पैर एवं सिर समानांतर नाव की तरह उठे हुए हों।
- इस स्थिति में कुछ समय रुककर श्वास बाहर निकालते धीरे-धीरे हाथ-पैर एवं सिर को भूमि पर ले आएँ। इस प्रकार 3 से 6 बर तक आवृत्ति कर सकते हैं। इस आसन का प्रतियोगी आसन धनुरासन है। यानि नौकासन के बाद धनुरासन करना चाहिए।

लाभ –

- कमर की पीड़ा दूर करने में सहायक हैं और आँतों को बल मिलता है।
- इसके लाभ उत्तानपादासन के समान है।
- हृदय एवं फेफड़े सबल बनते हैं एवं कार्यक्षमता का विकास होता है।

- आंत्र, आमाशय, अग्न्याशय एवं यकृत आदि के लिए उत्तम है।
- मधुमेह रोगियों के लिए विशेष लाभकारी है।
- मोटापा कम होता है।

सावधानियाँ –

- अस्थमा, हृदयरोग एवं उच्चरक्तचाप की अवस्था में आसन को श्वास भीतर रोककर न करें, अपितु सामान्य रूप से श्वास चलती रहे।

(23) हनु उत्तानासन

विधि –

- पेट के बल लेट जाइए।
- दोनों हाथ को कोहनियों को मिलाकर स्टैंड बनाते हुए हथेलियों को ठोड़ी के नीचे लगाइए। छाती को ऊपर उठाइए। कोहनियों एवं पैरों को मिलाकर रखें।
- अब श्वास भरते हुए पैरों को क्रमशः पहले एक-एक तथा बाद में दोनों पैरों को एक साथ मोड़ना चाहिए। मोड़ते समय पैरों की एड़ियाँ नितंब से स्पर्श करें। श्वास बाहर निकालते हुए पैरों को सीधा करना चाहिए। इस प्रकार 20-25 आवृत्ति करें।

लाभ –

- सर्वाइकिल एवं लम्बर स्पांडोलाइटिस, स्लिपडिस्क, सर्वाइकल एवं सियाटिका के लिए यह लाभकारी अभ्यास है।
- अस्थमा व फेफड़े संबंधी किसी भी विकास तथा घुटनों के दर्द के लिए विशेष गुणकारी है।
- फ्रोजनशोलडर एवं कंधों की पीड़ा को दूर करता है।
- गलग्रंथियों निर्दोष व स्वस्थ बनती है।

सावधानियाँ –

- आसन छोड़ने के पश्चात् कुछ समय के लिए इससे गर्दन में अकड़ाहट रहेगी। मुख को क्रमशः दाईं तथा बाईं ओर भूमि पर रखें।

(24) भुजंगासन

विधि—

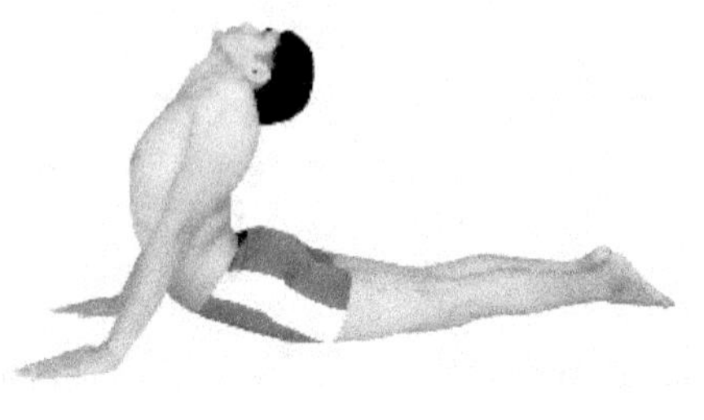

- पेट के बल लेट जाइए। हाथों की हथेलियाँ भूमि पर छाती के दोनों ओर रखें। कोहनियाँ ऊपर उठी हुई तथा भुजाएँ छाती से सटी हुई होनी चाहिए।

- पैर सीधे तथा पंजे आपस में मिले हुए हों। पंजे पीछे की ओर तने हुए भूमि पर टिके हुए हो।

- श्वास अंदर भरकर छाती एवं सिर को धीरे-धीरे ऊपर उठाइए। नाभि के पीछे वाला भाग भूमि पर टिका रहे। सिर को ऊपर उठाते हुए ग्रीवा को जितना पीछे की ओर मोड़ सकते हैं, मोड़ना चाहिए। इस स्थिति में करीब 30 सेकेंड रहना चाहिए।

- इस प्रकार उसकी यथाशक्ति आवृत्ति करें। इसका अभ्यास होने के बाद इसी आसन को विस्तृत भुजंगासन एवं पूर्ण भुजंगासन के रूप में भी किया जा सकता है।

लाभ—

- सर्वाइकल, टांसिल, स्पांडोलाइटिस व स्लिपडिस्क साईटिक जैसे समस्त मेरुदंड के रोगों के लिए महत्त्वपूर्ण आसन है।

- उमंग, उत्साह और फूर्ति को बढ़ाता है, अवसाद को दूर करता है। रीढ़ और कमर में लचक आती हैं। सीना चौड़ा होता है। आँतों से मल का निवारण होता है।

- कब्ज, अपच और वायु विकारों को दूर करता है।

- मासिक धर्म संबंधी कष्ट और अनियमितता ठीक हो जाती है। पुरुषों की धातु क्षीणता को ठीक करता है।

- गुर्दों की कार्य क्षमता में वृद्धि होती है। स्त्रियों को सुंदर व सुडौल बनाता है।

- एड्रीनली हारमोन का स्राव होता है। यह हार्मोंस शक्ति एवं स्फूर्ति को बढ़ाता है।

सावधानियाँ—

- हर्निया, पेप्टिक अलसर, अलसरेटिव कोलाईटिस एवं वेरीकोज वेन्स के रोगी परामर्श अवश्य लें।

(25) धनुरासन

विधि—

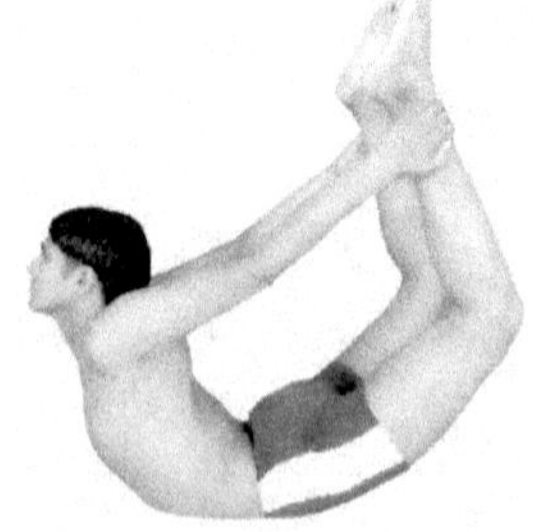

- पेट के बल लेट जाइए। घुटनों से पैरों को मोड़े।

- दोनों हाथों से पेरों को टखनों के पास से पकड़िए।

- श्वास अंदर भरकर घुटनों एवं जंघाओं को क्रमशः उठाते हुए ऊपर की ओर तानें। पिछले हिस्से के उठने के पश्चात् पेट के ऊपरी भाग छाती, ग्रीवा एवं सिर को भी ऊपर उठाइए। नाभि एवं पेट के आसपास का भाग भूमि पर ही टिके रहे। शेष भाग ऊपर उठा होना चाहिए। इस स्थिति में 10 से 30 सेकेंड तक रहें।
- श्वास छोड़ते हुए क्रमशः पूर्व स्थिति में आ जाइए।

लाभ –

- मधुमेह के रोग को ठीक करता है और जठराग्नि को प्रदीप्त करता है।
- मेरुदंड को लचीला एवं स्वस्थ बनाता है। सर्वाइकल, स्पोंडोलाइटिस, कमर दर्द एवं उदर रोगों में लाभदायक आसन है।
- सूर्यकेंद्र (नाभि) टलना दूर करता है।
- स्त्रियों की मासिक धर्म संबंधी विकृतियों में लाभदायक है।
- गुर्दों को पुष्ट करके मूत्र विकारों को दूर करता है। भय के कारण मूत्रस्राव होने जैसी स्थिति में लाभकारी है। रोग प्रतिरोधक तंत्र को मजबूत होने से आरोग्य बना रहता है।

(26) पूर्ण धनुरासन

विधि –

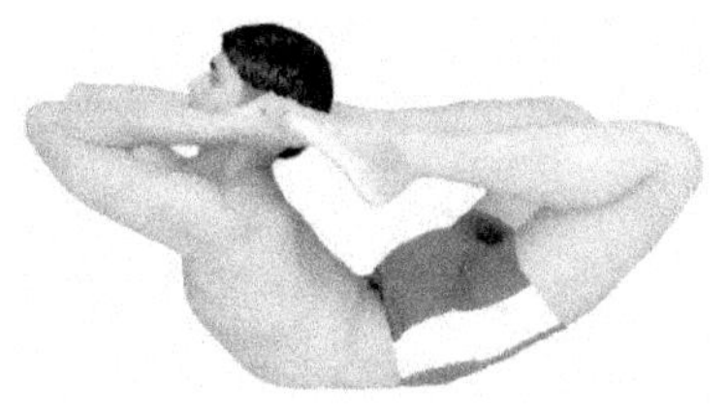

- पेट के बल लेट जाइए। पीछे से दोनों पैरों को मोड़ कर हाथों से उनके अंगूठों को पकड़िए।
- श्वास अंदर भरते हुए हाथ, ग्रीवा एवं सिर तथा पीछे से दोनों पैरों को भूमि से ऊपर उठाइए। थोड़े समय ऊपर ठहरा कर श्वास छोड़ते हुए वापस भूमि पर अंगों का टिका दें।

लाभ –

- लाभ पूर्ववत्।

सावधानियाँ –

- पूर्ववत्।

(27) शवासन

विधि –

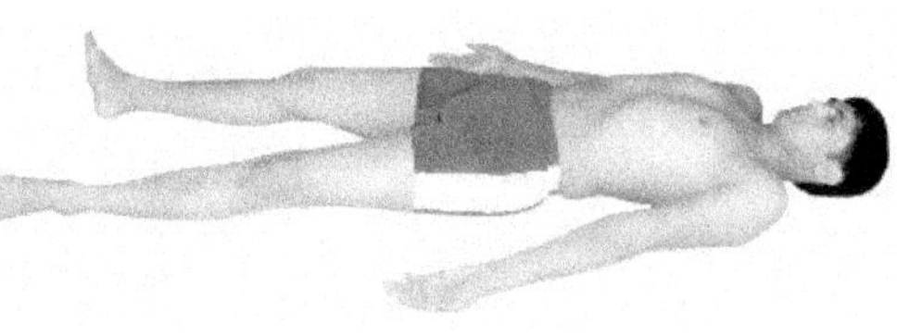

- पीठ के बल सीधे लेट जाइए। दोनों पैरों में अंतर 1 से 2 फुट तथा पैरों के पंजे बाहर की और तथा एड़ी अंदर की और दोनों हाथों को कमर के कुछ अंदर पर रखकर सीधे करें।

- हथेलियाँ ऊपर की ओर होनी चाहिए। गर्दन सीधी, आँखें बंद, सारा शरीर ढीला तथा स्थिर रहना चाहिए।
- इसी स्थिति में 10-12 लंबे-गहरे श्वास लें और छोड़ दें।
- पैर की अँगूठे से लेकर चोटी तक प्रत्येक अंग का स्वयं निरीक्षण करें और शिथिलता का निर्देश दें व शरीर को शिथिल करें।
- इस आसन में लेटते हुए आपको शव का ध्यान आना चाहिए तथा विवेकपूर्ण चिंतन, मनन करते हुए अपने आपको आत्मकेंद्रित कीजिए। मैं इस शरीर से पृथक, शुद्ध-बुद्ध आनंदमय एवं अविकारी चैतन्य आत्मा हूँ। यह शरीर तो नश्वर हैं यह शरीर पंचतत्त्वों का समूह मात्र है। समय आने पर यह उन्हीं पंचतत्त्वों में विलीन हो जाता है। यह शरीर एवं अन्य सब संपत्तियाँ यहीं रह जाती है। न हम कुछ साथ लेकर आए और न ही कुछ साथ लेकर जाएँगे। इस प्रकार इस नश्वर संसार से अपने चित्त को हटाते हुए अनंत ब्रह्मांड में व्याप्त अनंत ब्रह्म में अपने आप को समाहित समर्पित करते हुए आनंद की अनुभूति कीजिए।

लाभ –

- शवासन ध्यान अवस्था में प्रवेश का प्रथम सोपान है।
- शरीर, प्राण, मन, चित्त व आत्मा को असीम आनंद, उत्साह, उमंग, उल्लास प्राप्त होता है।
- स्वाभाविक निद्रा से भी अधिक विश्राम की अनुभूति होती है।
- शरीर में ताजगी एवं स्फूर्ति आती हैं। हर प्रकार के शारीरिक व मानसिक तनाव दूर करता है। शारीरिक क्षीण कोशिकाओं का पुनः निर्माण करता है। नाड़ी दौर्बल्य, घबराहट और न्योरोसिस में लाभप्रद है। तनाव से होने वाले अधिक रक्त चाप को सामान्य करता है। मन की शांति प्राप्त होती है। श्वास धीमी और लयबद्ध होकर नाड़ियाँ शिथिल और शांत होती है। अंग प्रत्यंग को विश्राम देकर प्राण ऊर्जा से भर देता है। मानसिक, बौद्धिक एवं आध्यात्मिक उत्थान में सहायक हैं।

सावधानियाँ –

- आसन में पूर्ण जागरूकता अनिवार्य है, निद्रा व तंद्रा न आने दें। शरीर से स्वयं के नियंत्रण को पूर्णतयाः हटा दे। आसन छोड़ने से पूर्व कुछ काल तक बाई करवट ले।

(28) मकरासन

विधि –

- पेट के बल लेट जाइए। दोनों हाथों को मोड़ते हुए परस्पर विपरीत भुजाओं पर रखिए।
- माथा दोनों हाथों पर टिका कर रखें। पैरों में लगभग 1 फुट का फासला होना चाहिए।
- शरीर को शव की भाँति शिथिल छोड़ दीजिए।
- इस आसन में लेटे हुए स्वयं को आत्मकेंद्रित कीजिए।

लाभ –

- इस आसन को करने से शांत रस का स्राव होने लगता हैं जिससे तनाव प्रतिरोधक क्षमता का विकास होता है।
- हाथों की स्थिति (Passive Stretching Condition) में होने से पैरा सैम्पैथेटिक नर्व्ज़ को प्रभावित करके शरीर को शिथिल छोड़ने में सहायक होती हैं।
- यह विश्राम का आसन है। विश्राम में केवल शारीरिक ही नहीं मानसिक रूप से भी व्यक्ति अपने आपको हल्का अनुभव करता हैं। आसनों को करते समय बीच-बीच में विश्राम के लिए इसको करना चाहिए। पेट की आँतों की स्वाभाविक मालिश हो जाती हैं, छोटी आँतें भी पेट पर दबाव पड़ने से सक्रिय हो जाती है जिससे वे मंदाग्नि आदि विकारों को दूर करती है।
- हृदय को गुरुत्वाकर्षण के विरुद्ध कार्य न करने के कारण विश्राम मिलता है।
- अंतःस्रावी ग्रंथियाँ लाभांवित होती है।
- शारीरिक, मानसिक तनाव जन्य समस्त अनियमितताएँ जैसे उच्च रक्तचाप, हृदय रोग, डिप्रेशन मानसिक तनाव, अनिद्रा, हैडेक, भारीपन, दौरे पड़ने, मूर्छा जैसी स्थितियों को नियंत्रित करता है।

सावधानियाँ –

- शरीर की ऐच्छिक गतिविधियों पर अनुशासन करें। प्रतिरोधात्मक स्थिति में आसन करने से मनोशारीरिक तनाव बढ़ने की संभावना रहती है।

(29) बालासन

विधि –

- पेट के बल लेटकर मुख दाएँ ओर रखें।
- दाहिने हाथ एवं पैर को साइड में मोड़ते हुए शरीर को भूमि से चिपका दें।
- बायाँ हाथ पार्श्व भाग में जंघा के समीप हो।
- जैसे बालक लेटता है, वैसे लेटकर विश्राम करें, इसी प्रकार यह आसन दूसरी ओर से भी किया जाता है।

लाभ –

- मकरासन संबंधी समस्त लाभ प्राप्त होते हैं।
- मुख्यतः पूर्ण विश्रामात्मक एवं आनंदात्मक स्थिति है।
- हृदय को मुख्य रूप से शिथिलता व सहजता प्राप्त होती है।
- एक-एक फेफड़ों पर दबाव व निर्दबाव की स्थिति का निर्माण होने से फेफड़े समान कार्य करने लगते है। दबाव वाले फेफड़े से कार्बनडाईऑक्साइड का निकास तथा निर्दबाव फेफड़े से ऑक्सीजन ग्रहण क्षमता बढ़ जाती है।

- शरीर, मन व प्राण सहज अवस्था में आ जाते हैं।
- पीठ दर्द की अवस्था में विशेष आराम मिलता है।

सावधानियाँ–

- दीर्घ समय तक करने से हृदय, वक्ष एवं उदर दबाव बढ़ जाता है जो किन्हीं स्थितियों में प्रतिकूल प्रभाव पैदा कर सकता है।
- रात्रि काल के दौरान आसन में निद्रा लेने से वीर्यनाश की संभावना प्रबल हो जाती है।

(घ) प्राणायाम्

स्वस्थ एवं लंबी आयु प्राप्त करना प्रत्येक व्यक्ति की कामना होती है। इस कामना को पूरा करना संभव तो है ही, बल्कि सरल भी है। हमारे ऋषि-मुनियों द्वारा बताई गई श्वसन-पद्धति को अपनाकर आप लंबे तथा स्वस्थ जीवन का आनंद प्राप्त कर सकते हैं।

(i) श्वास और आप

जीवन को चलाने के लिए सबसे अधिक ज़रूरी चीज़ आप किसे मानते हैं? जब भी आप किसी से यह प्रश्न पूछते हैं, तो सबसे पहला जबाव आपको मिलेगा-भोजन और पानी। यह एक आम सोच बनी हुई है कि यदि भोजन और पानी मिलता रहे तो जीवन चलता रहेगा। भोजन और पानी के न होने पर तो कुछ दिन तक जीवन को चलाया भी जा सकता है, किंतु शरीर के ही अंदर मौजूद एक क्रिया ऐसी है, जिसकी थोड़ी सी भी अव्यवस्था जीवन-लीला को न केवल संकट में डाल सकती है, बल्कि उसी क्षण समाप्त कर सकती है। और वह क्रिया है-श्वसन क्रिया। एक स्थिर एवं व्यवस्थित श्वसन-क्रिया व्यक्ति के शरीर को न केवल स्वस्थ रखती है, बल्कि उल्लसित जीवन प्रदान करती है।

अच्छी श्वसन-क्रिया से शरीर में ऑक्सीजन का परिपूर्ण संचार होता है और आपके शरीर की प्रत्येक कोशिका के ऊर्जा से भर जाने के कारण आपमें क्रियाशीलता आती है और जीवन-शक्ति अपने चरमोत्कर्ष पर पहुँच जाती है। स्वस्थ श्वसन-क्रिया (और सही मुद्रा) से आपके अंदर सोयी हुई जीवन-शक्ति का विस्फोट होगा। आगे दी गई इसकी तकनीक युगों पुरानी यौगिक-क्रिया की देन है। आज हमारा विश्व इस तथ्य को स्वीकार कर रहा है कि यदि स्वस्थ एवं उल्लास पूर्ण जीवन जीना है, तो अपनी श्वसन-क्रिया को नियंत्रित एवं संतुलित रखिए। यही एक उत्तम उपाय है जो आपको अच्छे स्वास्थ्य का अलौकिक आनंद प्रदान करेगा।

कई बार आपने सुना होगा कि जीवन में साँसों की गिनती निश्चित होती है, अतः यदि आप जल्दी-जल्दी या छोटी-छोटी साँसे लेंगे तो आप अपनी साँसों की गिनती जल्दी पूरी कर लेंगे तथा जीवन जल्दी समाप्त हो जाएगा। इसीलिए सुझाव दिया जाता है कि साँसे सधी हुई तथा लंबी होनी चाहिए ताकि लंबा जीवन प्राप्त हो।

उत्तेजना और चित्त-विभ्रम की दशा में मानसिक शांति प्राप्त करने के लिए गहरी साँस लेने की तकनीक का प्रयोग एक आम बात हो गई है। किसी महत्त्वपूर्ण मौके पर बड़े खिलाड़ी पूर्ण विश्राम और उत्कृष्ट प्रदर्शन हासिल करने के लिए गहरी श्वसन-क्रिया का प्रयोग करते हैं।

जितने भी ऐसे व्यवसायी या कलाकार हैं, जिनका व्यवसाय ही श्वास-क्रिया पर निर्भर है, जैसे कि गायक, अभिनेता तथा वक्ता आदि, अपनी कला में दक्षता लाने के लिए प्राणायाम् आदि का अभ्यास नियमित रूप से करते हैं।

संतुलित एवं स्थिर श्वसन-क्रिया आपके संपूर्ण शरीर एवं मन-मस्तिष्क को पूरी तरह से संयमित एवं स्वस्थ रखती है। युगों पुराने योग और मार्शल आर्ट्स की क्रिया-विधियों पर नजर दौड़ाएँ तो पाएँगे कि इनसे गहरी श्वसन-क्रिया का शारीरिक एवं मानसिक स्वास्थ्य के साथ कितना गहरा संबंध है। इन क्रिया-विधियों की खोज केवल चरित्र-निर्माण के लिए नहीं की गई थी, बल्कि दिव्य स्वास्थ्य और दीर्घायु जीवन हासिल करना इनका परम लक्ष्य था। स्वस्थ एवं लंबी आयु प्राप्त करने के लिए बहुत आवश्यक है कि आप हमेशा प्रसन्नचित्त रहें, जिसके लिए शरीर का निरोगी होना ज़रूरी है। आपका शरीर निरोगी हो इसके लिए स्थिर एवं संतुलित श्वसन-क्रिया का होना आवश्यक है। इसके अलावा निम्न व्यायाम नियमित रूप से करें।

(ii) प्राणायाम् की तैयारी-श्वसन क्रियाएँ–

* शांत-चित्त होकर एकांत स्थान में बैठकर गहरी साँस लें, आसानी से बिना जोर डाले जब तक हो सके साँस को अंदर रोकें, फिर धीरे-धीरे साँस को बाहर निकालें। आठ से दस बार इस क्रिया को दोहराएँ।

  महज दो सप्ताह तक ध्यान से इस तकनीक का प्रयोग करने से आपकी ऊर्जा में अविश्वसनीय वृद्धि होती है। इसका अभ्यास करना बहुत आसान है। इसे कहीं भी किया जा सकता है। ध्यान केंद्रित करने की क्षमता बढ़ाने वाले सबसे बेहतरीन प्रक्रियाओं में से यह एक है।

  इस क्रिया के अंतर्गत दो की गिनती तक श्वास लेना, फिर आठ की गिनती तक उसे रोक रखना और फिर चार की गिनती तक पूरा श्वास छोड़ना होता है।

* **उदरिय श्वसन (पेट में हवा भरना-निकालना)**

  यह ऊर्जा में तीव्र वृद्धि का कारगर उपाय है। किसी भी तनावभरी स्थिति से पूर्व इसका बखूबी इस्तेमाल किया जा सकता है। बस आराम से बैठ जाएँ, अपना हाथ पेट पर रखें, मानो कोई गुब्बारा पकड़े हुए है। अब आप श्वास लेकर पेट में नीचे की तरफ तेजी से हवा भरें, फिर नाक के रास्ते तेजी से इसे बाहर निकालें। इसके बाद नाक से श्वास लें और पेट को तेजी से बाहर की तरफ निकालें। यह प्रक्रिया 20 बार दोहराएँ। जैसे-जैसे सहज महसूस करें इसमें तेजी लाएँ।

* **हरे धुंध की साँस**

  एक स्वस्थ श्वसन-क्रिया का पहला सिद्धांत यह है कि श्वसन क्रिया के दौरान फेफड़े का पूरा उपयोग हो न कि उसके सिर्फ शीर्ष हिस्से का। स्वस्थ श्वसन क्रिया में फेफड़े का ऊपर से नीचे तक पूरा उपयोग होता है।

अब आप एक शांतिपूर्ण स्थान पर पीठ के बल लेटकर अपनी आँखें बंद कर लें। निम्न वाक्यांश को ऊँची आवाज में धीरे-धीरे दोहराएँ : 'मैं बिल्कुल शांत-चित्त, शक्तिशाली और ध्यान-केंद्रित हूँ।' फिर, जब आप श्वास लें, तब कल्पना करें कि नाक के रास्ते गहरे हरे धुंध के रूप में हवा आपके पेट में प्रवेश कर रहा है। यह हरा धुंध अंगों और पूरे शरीर में संचारित हो रहा है। आगे, शांतिदायक हरा धुंध पूरे शरीर में संचारित हो जाता है, और माँसपेशियों को आराम महसूस होने लगता है, तब साँस छोड़ दें, इसके साथ अंदर जमा सारा तनाव बाहर निकल जाता है।

गहराई से साँस लेने की यह प्रक्रिया रोजाना 5 से 50 मिनट तक करें विशेषकर अलसुबह या फिर किसी तनावपूर्ण दशा में। इससे तत्काल सुकून और शांति प्राप्त होती है। गहरी श्वसन-क्रिया आपके दिलो-दिमाग और जीवन के रंग-ढंग को बदल देता है।

उपर्युक्त श्वसन-विधि शारीरिक, मानसिक और भावनात्मक स्वास्थ्य के लिए सर्वोत्तम श्वसन व्यायाम है। इससे महज 30 दिनों में अपने सामान्य स्वास्थ्य को बेहतर बना सकते हैं।

(iii) प्राणायाम् विमर्श

प्राणायाम् योगसाधना का एक महत्त्वपूर्ण अंग है। जिसके अभाव में योगसाधना का समुचित लाभ प्राप्त नहीं होता। प्राणायाम् की कुछ विधियों को जानने से पूर्व इसके संबंध में विशेष ज्ञान अर्जित करें।

1. प्राणायाम् क्या है?
2. प्राणायाम् की आवश्यकता।
3. प्राणायाम् हेतु नियम व सावधानियाँ।
4. प्राणायाम् के संयुक्त लाभ।
5. प्राणायाम् का महत्त्व।

1. प्राणायाम् क्या है?

प्राण का आयाम (नियंत्रण + विस्तार) ही प्राणायाम् है। प्राण का सामान्य अर्थ है–'जीवनीय-शक्ति' अर्थात् जिस शक्ति के द्वारा व्यक्ति जीवित एवं क्रियारत रहता है। वह प्राण शक्ति है। इस जीवनीय शक्ति को स्वस्थ, स्थिर, नियंत्रित व विस्तृत करना ही प्राणायाम् है। सामान्य रूप से हमारे जीवन व शरीर का आधार है - प्राणवायु। अतः स्वांसोच्छवास द्वारा प्राण वायु को विज्ञानपरक रीति से समुचित रूप में ग्रहण व निकास की प्रक्रिया को भी प्राणायाम् के रूप में जाना जाता है। तथापि प्राणायाम् का मुख्य भाव है श्वास-प्रश्वास से प्राप्त जीवनीय शक्ति को विभिन्न प्रयोगगिक क्रियाओं द्वारा शक्तिशाली बनाना।

अतः प्राणायाम् से तात्पर्य है, श्वसन कार्य में प्रयुक्त एवं कार्य से उत्पन्न प्राण तत्त्व का नियमन का विकास करना।

2. प्राणायाम् की आवश्यकता–

शरीर–विज्ञान की दृष्टि से श्वसन क्रिया मानव-जीवन के लिए स्वाभाविक अनिवार्य क्रिया है, जिसके प्रमुख दो कार्य हैं–

- शारीरिक क्रियाओं के लिए (O_2) ऑक्सीजन की प्राप्ति!
- शारीरिक क्रियाओं से शरीर में उत्पन्न (CO_2) कार्बन का निकास!

इस रूप से हमारे स्थूल शरीर का आधार श्वास-प्रश्वास है। जिसके बिना हम जीवित नहीं रह सकते। प्रत्येक प्राणी की शारीरिक व क्रियात्मक रचना में भिन्नता होने के कारण ये क्रियाएँ संतुलित नहीं पाई जाती जिसके कारण जीवन रूग्ण व अल्पायु हो जाता है। दूसरी तरफ मानव शरीर का निर्माण ऑक्सीजन, कार्बन, हाइड्रोजन, कैल्शियम आदि जिन सोलह मूल तत्त्वों से हुआ है। उनमें ऑक्सीजन का ही भाग सबसे अधिक 49 प्रतिशत है। शेष 51 प्रतिशत में अन्य पंद्रह तत्त्व है! इस कारण प्राणायाम् की आवश्यकता जहाँ श्वास-प्रश्वास की प्रक्रिया को स्वस्थ करना है वहीं शरीर में 45% स्थित O_2 के भाग की पूर्ण बनाए रखता है। जिसकी न्यूनता के कारण व्यक्ति अनेक रोगों से ग्रसित हो जाता है।

हमारे शरीर में फेफड़ों, हृदय एवं मस्तिष्क का विशेष कार्य है तथा इन तीनों के लिए ऑक्सीजन की पर्याप्त मात्रा मिलना ही हमारे स्वस्थ जीवन का आधार है। अतः प्राणायाम् की आवश्यकता हमें अपने स्वस्थ-तन, मन, तथा निगमन ले लिए हैं।

3. प्राणायाम् हेतु नियम व सावधानियाँ–

- प्राणायाम् शुद्ध, निर्मल तथा प्रदूषण रहित स्थान पर करें।
- प्राणायाम् सिद्धासन, पद्मासन में बैठकर करें।
- बैठने के लिए विद्युत रोधी आसन ग्रहण करें, यथा–कंबल।
- कमर, गर्दन तथा सीने को सीधे रखते हुए प्राणायाम् करें।
- भोजन के तीन घंटे पश्चात् प्राणायाम् करें, व एक घंटे बाद ही कुछ खाएँ।
- मल-मूत्र से निवृत्त होकर तथा शारीरिक स्वच्छता के पश्चात् प्राणायाम् करें।
- प्राणायाम् के समय श्वास-प्रश्वास नासिक के द्वारा ही करें।
- चेहरे, फेफड़ों या अन्य अंगों पर तनाव दवाब या बल लगाते हुए प्राणायाम् न करें।
- प्राणायाम् करते समय मन-शांत, प्रसन्न तथा एकाग्र होना चाहिए।
- प्राणायाम् का अभ्यास जानकर गुरु के निर्देश में ही करें।
- प्राणायाम् से उपजी थकान को विश्राम लेकर दूर होने दें तभी दूसरा प्राणायाम् करें।
- प्राणायाम् अपने शरीर के नेचर (प्रकृति) को जानकर ही करें।

कुछ प्राणायाम् गर्म, कुछ शीतल तथा कुछ सामान्य होते हैं।

- क्रोध, चिंता या भूख, प्यास, थकान में प्राणायाम् न करें।
- प्राणायाम् के लिए ब्रह्मचार्य का पालन नियमित होना चाहिए।
- प्राणायाम् करने वाले व्यक्तियों को दुग्ध, घृत, फल, मेवें इत्यादि पौष्टिक आहारों का सेवन करना चाहिए।
- नासिका तथा गला इत्यादि साफ कर लें।

4. प्राणायाम् के संयुक्त लाभ–

- प्राणशक्ति का विकास एवं समानुपात विस्तार होता है।
- वात, पित्त व कफ त्रिदोषों का शमन होता है।
- पाचन तंत्र पूर्ण स्वस्थ हो जाता हैं तथा समस्त उदर रोग दूर होते हैं।
- हृदय, फेफड़े व मस्तिष्क संबंधी रोग दूर होते हैं।
- मोटापा, मधुमेह, कॉलेस्ट्रोल, कब्ज, गैस, अम्लपित्त, श्वास रोग, माइग्रेन, रक्तचाप, किडनी के रोग, पुरुष व स्त्रियों के समस्त यौन रोग आदि सामान्य रोगों से लेकर कैंसर तक सभी साध्य-असाध्य रोग दूर होते हैं।
- रोग प्रतिरोधक क्षमता का संतुलित विकास हो जाता है।
- वंशानुगत डायबिटीज व हृदयरोग आदि से बचा जा सकता है।
- बालों का झड़ना व सफेद होना, चेहरे पर झुर्रियाँ पड़ना, नेत्र ज्योति की न्यूनता, स्मृति दौर्बल्य आदि से बचा जा सकता है अर्थात् बुढ़ापा देर से आएगा तथा आयु बढ़ेगी।
- मुख पर आभा, ओज, तेज व शांति आएगी।
- चक्रों का शोधन, भेदन व जागरण द्वारा आध्यात्मिक शक्ति (कुण्डलिनी जागरण) की प्राप्ति होगी।
- मन अत्यंत स्थिर, शांत व प्रसन्न तथा उत्साहित होगा तथा डिप्रेशन आदि रोगों से बचा जा सकेगा।
- ध्यान स्वतः लगने लगेगा तथा घंटों तक ध्यान का अभ्यास करने का सामर्थ्य प्राप्त होगा।
- स्थूल व सूक्ष्म देह के समस्त रोग व काम, क्रोध, लोभ, मोह व अहंकार आदि दोष नष्ट होते हैं।
- शरीरगत समस्त विकार, विजाती तत्त्व, टॉक्सिंस नष्ट हो जाते हैं।
- नकारात्मक विचार समाप्त होते हैं तथा प्राणायाम् का अभ्यास करने वाला व्यक्ति सदा सकारात्मक विचार, चिंतन व उत्साह से भरा हुआ होता है।

5. प्राणायाम् का महत्त्व–प्राणायाम् का प्रभाव केवल प्राणशक्ति ही नहीं, अपितु विभिन्न स्तरों पर पड़ता है।

(क) शारीरिक महत्त्व–

- श्वसन क्रिया में संतुलन।
- रक्त शुद्धि एवं नवीन कोशिकाओं का निर्माण।
- शारीरिक धातुओं की पुष्टता।
- शारीरिक एवं प्राण शक्ति का विकास।
- आयु जीवनीय शक्ति का विकास।
- शारीरिक स्वास्थ्य एवं आरोग्य का निर्माण।

(ख) मानसिक महत्त्व—

- मस्तिष्क के निष्क्रिय भाग का क्रियाशील होना।
- स्मरण शक्ति, चिंतन, कल्पना, अधिगम, सीखना, समस्या समाधान आदि शक्तियों का विकास।
- मानसिक एकाग्रता, शांति, तथा स्थिरता का विकास।
- नैगेटिव इमोसन पर नियंत्रण की योग्यता।
- पीस हार्मोंसों के स्राव के कारण जीवन में आनंद की प्राप्ति।

(ग) नैदानिक—

- निरोग तथा स्वास्थ्य शरीर का निर्माण।
- सभी शारीरिक रोगों व दुर्बला से मुक्ति।
- शरीर के अंदर रोग प्रतिकार शक्ति विकास।
- समस्त मासिक रोग यथा तनाव, चिंता, कष्ट, डिप्रेशन, अनिद्रा, आदि का निराकरण।
- कायिक रोग व क्षीणता की निवृत्ति।

IV. विशिष्ट प्राणायाम्

मानव विकास के लिए योगाचार्यों ने अनेकों प्राणायाम् विधि का निर्माण किया। किंतु यहाँ सभी के लिए हितकारी, सहज अभ्यास वाले कुछ विशिष्ट प्राणायामों की विधि बतलाई जा रही है।

    (i) संवृत्ति प्राणायाम्
    (ii) भस्त्रिका प्राणायाम्
    (iii) कपालभाति (श्वसन क्रिया)
    (iv) अनुलोम-विलोम प्राणायाम्
    (v) नाड़ी शोधन प्राणायाम्
    (vi) भ्रामरी
    (vii) ओंकार

(i) संवृत्ति प्राणायाम् (गंभीर श्वसन)

स्थिति—

- पद्मासन या सिद्धासन में बैठ जाएँ।
- गर्दन, सीना, पीठ सभी सीधे करें।
- हाथ, घुटनों पर ज्ञान मुद्रा में रखें।
- आँखें बंद कर लें।

विधि—

- धीमे-धीमे लंबा गहरा श्वास सीने में भरे।

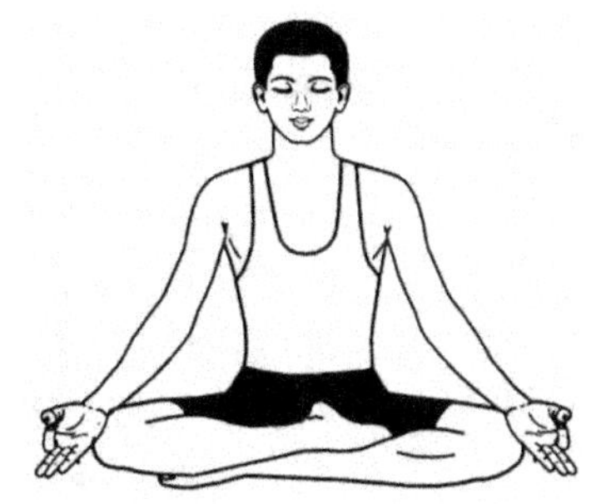

- पेट पर हल्का दबाव डालते हुए श्वास को बाहर निकाल दें।
- श्वास-प्रश्वास समान लयबद्ध बनें रहें।
- मन को श्वास-प्रश्वास से जोड़ें।
- इसी क्रम में दीर्घ-श्वसन की क्रिया 25-30 बार करें।
- अधिकतम 15-20 मिनट करें।

लाभ–

यह प्राणायाम् विशेष लाभकारी है। इस प्राणायाम् से फेफड़ों को संकुचन तथा विकास का पूरा अवसर मिलता है। सामान्य अवस्था में श्वास फेफड़ों के एक तिहाई भाग में ही पहुँचता है। शेष दो तिहाई भाग निष्क्रिय बना रहता है। सामान्य श्वास 500C.c. रहता है। व्यक्ति की जैविक क्षमता 4000C.c. तक है। गंभीर शवासन से जैविक क्षमता तक श्वास की मात्रा को बढ़ाया जाता है। जिससे निम्न लाभ प्राप्त होते हैं।

- रक्त की शुद्धि।
- मैटाबोलिज्म का संतुलन।
- रासायनिक व जैविक क्रियाओं में संतुलन।
- शारीरिक तंत्रों में सक्रियता व निरोगता।
- हार्मोंस व शारीरिक ग्रंथियों का उचित निर्माण।
- तंत्रिका तंत्र में नियमन एवं शांति।
- होम्योस्टेसिस बैलेंस। (अंतःतंत्रीय समन्वय)

उपरोक्त परिणामों के स्वरूप मनुष्य में समस्त शारीरिक मानसिक रचनात्मक एवं क्रियात्मक स्वस्थता निरोगता व बलिष्ठता बनती है।

(ii) भस्त्रिका प्राणायाम्

परिचय–किसी ध्यानात्मक आसन में सुविधानुसार बैठकर दोनों नासिकाओं से श्वास को पूरा अंदर डायाफ्राम तक भरना व बाहर भी पूरी शक्ति के साथ छोड़ना भस्त्रिका प्राणायाम् कहलाता है। इस प्राणायाम् को निजी सामर्थ्य के अनुसार तीन प्रकार से किया जा सकता है। मंद गति से, मध्यम गति से तथा तीव्र गति से।

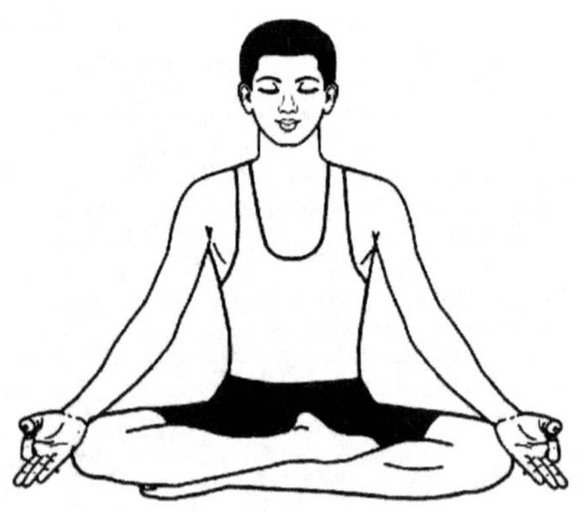

विधि–

- गंभीर श्वंसन के समान श्वास प्रश्वास करें।
- श्वास प्रश्वास को यथाशक्ति जल्दी-जल्दी करें।

भस्त्रिका के समय शिवसंकल्प–

भस्त्रिका प्राणायाम् में श्वास को अंदर भरते हुए मन में विचार (संकल्प) करना चाहिए कि ब्रह्मामंड में विद्यमान दिव्य शक्ति, ऊर्जा, पवित्रता, शांति व आनंद आदि जो भी शुभ हैं, वह प्राण

के साथ मेरे देह में प्रविष्ट हो रहा है। मैं दिव्य शक्तियों से ओत-प्रोत हो रहा हूँ। इस प्रकार दिव्य संकल्प के साथ किया हुआ प्राणायाम् विशेष लाभप्रद होता है।

विशेष–

- श्वंस प्रश्वंस में अंतर न रहे।
- अपनी शक्ति को ध्यान में रख कर ही प्राणायाम् करें।
- पूरा ध्यान मस्तिष्क में स्थित रहे।
- प्राणायाम् के दौरान शरीर स्थिर रहें।
- प्रारंभ में अधिकतम 25 श्वास प्रश्वासन करें। धीरे-धीरे शक्ति तथा अभ्यास के आधार पर संख्याए बढ़ते जाएँ।
- प्राणायाम् के पश्चात् आँखें बंद कर विश्राम लें।
- शीत ऋतु के लिए यह सर्वोत्तम प्राणायाम् है।
- इस प्राणायाम् का अभ्यास-रोगी, अत्यंत दुर्बल, ऋतु-धर्म की स्थिति एवं शारीरिक गर्मी की अवस्था में सावधानीपूर्वक करें।
- जिनको उच्च रक्तचाप व हृदय रोग हो, उन्हें तीव्र गति से भस्त्रिका नहीं करना चाहिए।
- इस प्राणायाम् को करते समय जब श्वास को अंदर भरें तब पेट को नहीं फुलाना चाहिए।
- श्वास डायाफ्राम तक भरें, इसमें पेट नहीं फूलेगा, पसलियों तक सीना ही फैलेगा।
- ग्रीष्म ऋतु में अल्प मात्रा में करें।
- प्राणायाम् की क्रियाओं को करते समय आँखों को बंद रखें और मन में प्रत्येक श्वास-प्रश्वास के साथ ओ३म का मानसिक रूप से चिंतन व मनन करना चाहिए।

लाभ–यह प्राणायाम् सर्वांगीण संतुलनपूर्ण विकास का प्रमुख साधन है। क्योंकि इनके द्वारा संपूर्ण शरीर की क्रियाओं में अभूतपूर्व समायोजन बनता है। विशेषकर-नर्वसिस्टम एवं इंडोक्राइन सिस्टम पूर्ण स्वस्थ व सक्रिया होते हैं। जिससे हम मनोशारीरिक जीवन का नियंत्रक करते हैं। अतः भस्मिक प्राणायाम् सभी के लिए स्वस्थ, तन, मन, बुद्धि, विचार व व्यवहार को देने वाली है।

- इसके द्वारा हम गंभीर श्वसन भ्रामरी और ओंकार सभी प्राणायामों के लाभ अर्जित कर सकते हैं।
- भस्त्रिका प्राणायाम् से संपूर्ण शरीर तप कर सोने के समान निखर जाता है। सभी धातुएँ पुष्ट तथा वात, पित्त, कफ, आदि दोषों का निराकरण होता है।
- बल को प्रदान करने वाला यह प्राणायाम् बुद्धि का अत्यंत विकास करता है।

(iii) कपालभाति (श्वसन क्रिया)

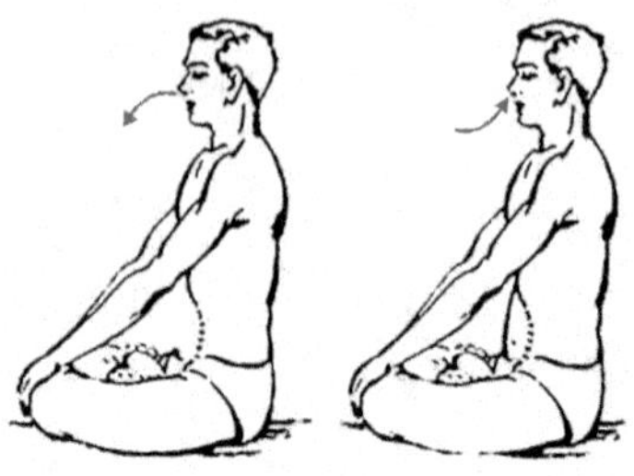

स्थिति–

- पद्मासन या सिद्धासन में बैठ जाएँ।
- गर्दन, सीना, पीठ सभी सीधे करें।
- हाथ, घुटनों पर ज्ञान मुद्रा में रखें।
- आँखें बंद कर लें।

विधि–

- निश्वास को शक्तिपूर्वक बाहर फैंकें।
- निश्वास के साथ नाभी प्रदेश को झटके देते हुए आंतरिक संकोच करें।
- सहजतापूर्वक श्वास आने दें, ऐच्छिक रूप से श्वास न लें।

विशेष–कपालभाति की प्रक्रिया में ऐच्छिक रूप से श्वास के रेचक पर ही बल, गति प्रदान करते हुए उदरीय संकुचन पर ध्यान केन्द्रित कीजिए।

इस प्रक्रिया में प्रयत्नपूर्वक श्वास न लें, अपितु आंतरिक दबाव के परिणामतः जितना प्राणवायु फेफड़े स्वतः खींच लेते हैं, उतना ही पर्याप्त है। निरंतर उदरीय स्टॉक करते हुए कपालभाति को आवश्यकतानुसार 5-30 मिनट तक किया जा सकता है। स्थिति के अनुसार परामर्श अवश्य लें।

शिवसंकल्प–कपालभाति को करते हुए विशेष अन्तः प्रेरणा एवं विचार होना चाहिये, आप प्रत्येक रेचन के साथ मनोशारीरिक रोग, कष्ट, क्लेष दुर्गण एवं दुर्व्यज्ञों को बाहर फेंकने की अनुभूति कीजिये। नाभी से उठती ऊर्जा का संचार आपके सम्पूर्ण शरीर को शुद्धता, पवित्रता, बलिष्टता एवं दैवीयता प्रदान कर रहा है, यह भाव आपको आनन्दित करता हो। शरीर आरोग्य शक्ति से परिपूर्ण होकर व्याधियाँ नष्ट हो रही हैं तथा कुण्डलीनि शक्ति शनैः-शनैः जागृत हो रही है, यह विशेष अन्तर दर्शन आप में उदित होना चाहिये।

लाभ–

- मस्तिष्क एवं मुखमंडल पर ओजस्विता, तेजस्विता आभा एवं सौन्दर्यता की वृद्धि होती है।
- त्रिदोषों का समन्वय एवं उग्रदोष शान्त होते हैं।
- पाचन तन्त्र सम्बन्धित समस्त रोगों में अत्यन्त हितकारी है।
- हृदय, फेफड़े एवं मस्तिष्क जनित रोगों में लाभकारी है।

- मनोभावात्मक सन्तुलन एवं आनन्द की उत्पत्ति होती है।
- आध्यात्मिक जागरण में अति उपकारी क्रिया है।

(iv) अनुलोम-विलोम प्राणायाम्–

यह हजारों साल पुरानी विधि है इसका प्रयोग ऊर्जा में वृद्धि तथा मानसिक, शारीरिक और भावनात्मक स्वास्थ्य में व्यापक सुधार के लिए किया जाता था। इसके अभ्यास से आपको पूरे शरीर में एक सुखपूर्ण एवं रोमांचक अनुभूति होगी।

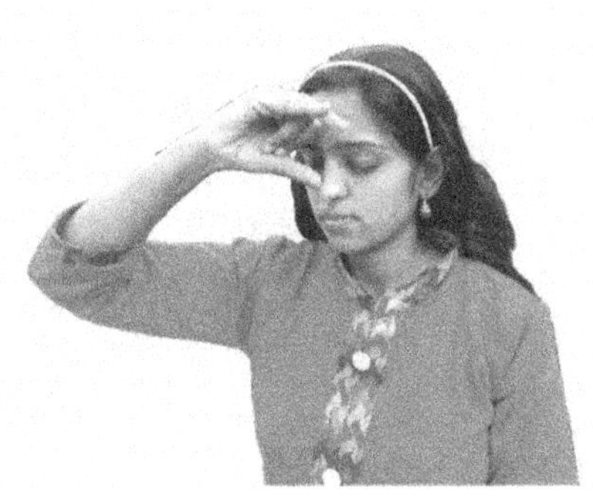

विधि–

- दाहिने हाथ के अंगूठे से दाहिने नासिका विवर (छिद्र) को बंद करते हुए बाएँ स्वर से गहरा श्वास भरें।
- बाएँ नासास्वर को अनामिका व मध्यमा अंगुली से बंद करें व दाहिने स्वर से अँगूठा हटाकर श्वास बाहर निकाल दें।
- अब दाहिने स्वर से श्वास लें तथा बाएँ से बाहर छोड़ दें।
- इस प्रकार निरंतर अनुलोम-प्रतिलोम रूप से श्वास प्रश्वास करें।
- इस प्रकार बीस से चालीस मिनट तक अभ्यास किया जा सकता है।

अनुलोम विलोम करते समय शिवसंकल्प–इस प्राणायाम् को करते समय मन में विचार करें कि इड़ा व पिंगला नाड़ियों में श्वास का धर्षण व मंथन होने से सुषुम्णा नाड़ी जागृत हो रही है। अष्ट चक्रों से लेकर सहस्त्रार चक्र पर्यंत ज्योति का ऊर्ध्वस्फुरण हो रहा है।

मेरा पूरा देह दिव्य आलोक से देदीप्यमान हो रहा है। शरीर के बाहर व भीतर दिव्य आलोक, ज्योति व शक्ति का ध्यान करते हुए 'ओम खं ब्रह्म' का साक्षात्कार करें। यह विचार करें कि विश्वनियता परमेश्वर की दिव्य-शक्ति, दिव्यज्ञान की वृष्टि चारों ओर से हो रही है। वह सर्वशक्तिमान परमात्मा अपनी दिव्यशक्ति से मुझे ओत-प्रोत कर रहा है। 'शक्तिपात' की दीक्षा से स्वयं को दीक्षित करें। शक्ति के लिए गुरु मंत्र हैं, गुरु तो मात्र दिव्य संवेदनाओं से जोड़ता है। वास्तव में 'शक्तिपात' तो शक्ति के असीम सिंधु ओंकार परमेश्वर करते है। इस प्रकार दिव्य संवेदनाओं से ओतप्रोत होकर किए हुए इस अनुलोम-विलोम प्राणायाम् से विशेष शारीरिक, मानसिक व आध्यात्मिक लाभ मिलेगा। मूलाधार चक्र से स्वतः एक ज्योति स्फुरित होगी, कुण्डलिनी जागरण होगा, आप ऊर्ध्वरेता बनेंगे और 'शक्तिपात' की दीक्षा में स्वतः दीक्षित हो जाएंगे।

लाभ–

- इस प्राणायाम् से बहत्तर करोड़, बहत्तर लाख, दस हजार दो सौ दस नाड़ियाँ परिशुद्ध हो जाती हैं संपूर्ण नाड़ियों की शुद्धि होने से देह पूर्ण स्वस्थ, कांतिमय एवं बलिष्ठ बनता है।

- संधिवात, आमवात, गठिया, कम्पवात, स्नायु-दुर्बलता आदि समस्त वात रोग, मूत्ररोग, धातुरोग, शुक्रक्षय, अम्लपित्त, शीतपित्त आदि समस्त पित रोग, सर्दी, जुकाम, पुराना नजला, साइनस, अस्थमा, खाँसी, टॉन्सिक आदि समस्त कफ रोग दूर होते है। त्रिदोष प्रशमन होता है।

- हृदय की शिराओं में आए हुए अवरोध (ब्लोकेज) खुल जाते है। इस प्राणायाम का नियमित अभ्यास करने से लगभग तीन-चार माह में तीस प्रतिशत से लेकर चालीस प्रतिशत तक ब्लोकेज खुल जाते हैं। ऐसा हमने अनेक रोगियों पर प्रयोग करके अनुभव किया है।

- कॉलेस्ट्रोल, ट्राईग्लिसराइड्स, एच.डी.एल. या एल.डी.एल. आदि की अनियमितताएँ दूर हो जाती है।

- नकारात्मक चिंतन में परिवर्तन होकर सकारात्मक विचार बढ़ने लगते हैं। आनंद, उत्साह व निर्भयता की प्राप्ति होने लगती है।

- संक्षेप में कह सकते हैं कि इस प्राणायाम् से तन, मन, विचार व संस्कार सब परिशुद्ध होते हैं। देह के समस्त रोग नष्ट होते हैं तथा मन परिशुद्ध होकर ओमकार के ध्यान में लीन होने लगता है। इस प्राणायाम् को 6 से 10 माह तक करने से मूलाधार चक्र में सन्निहित कुण्डलिनी शक्ति जो अधोमुख होती हैं,वह उर्ध्वमुख हो जाती हैं अर्थात् कुण्डलिनी जागरण की प्रक्रिया प्रारंभ हो जाती हैं।

(v) नाड़ी शोधन प्राणायाम्–

विधि-प्रारंभ में नाड़ी शोधन प्राणायाम् के लिए अनुलोम-विलोम की भाँति दाई नासिका को बंद करके बाई नासिका से श्वास को अति शनैः-शनैः अंदर भरना चाहिए। पूरा श्वास अंदर भरने पर प्राण को यथाशक्ति अंदर ही रोककर मूलबंध व जालंधर बंध लगाना चाहिए। फिर जालंधर बंध हटाकर श्वास को अत्यंत धीमी गति से दाई नासिका से बाहर छोड़ना चाहिए। पूरा श्वास बाहर

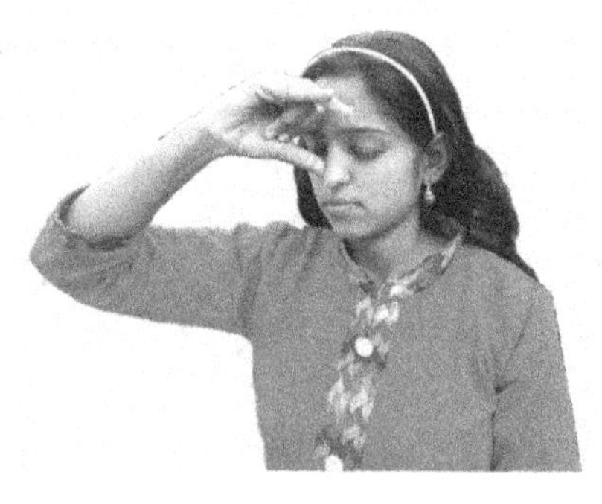

होने पर दाएँ स्वर से श्वास को धीरे-धीरे अंदर भरकर अतः कुम्भक करें, यथाशक्ति अंदर ही प्राण को रोककर फिर बाएँ स्वर से श्वास को धीरे-धीरे बाहर निकाल दें। यह एक चक्र या नाड़ी शोधन प्राणायाम् का एक अभ्यास पूर्ण हुआ।

विशेष-इस प्रक्रिया को नासिकाओं पर बिना हाथ लगाए मानसिक एकाग्रता से किया जाए तो अधिक लाभप्रद हैं, क्योंकि इससे मन की भी पूरी एकाग्रता प्राण पर केंद्रित रहती हैं तथा मन अत्यंत स्थिरता को प्राप्त करता है। श्वास को लेते तथा छोड़ते समय प्राण की कोई ध्वनि

नहीं होनी चाहिए। इस प्राणायाम् को 21 से लेकर कम से कम 31 बार तक अवश्य ही करना चाहिए। अधिक जितनी इच्छा हो कर सकते हैं। नाड़ी शोधन प्राणायाम् से पूरक, अंतः कुम्भक व रेचक का परिणाम प्रारंभ में यथाशक्ति 1:2:2 का रखना चाहिए अर्थात् जैसे कि 10 सेकंड मे पूरक करें तो 20 सेकंड तक अंतः कुम्भक करना चाहिए तथा 20 सेकंड में ही धीरे-धीरे रेचक करना चाहिए। बाद में इसका अनुपात 1:4:2 तक रखें। इतना होने पर इसके साथ ब्राह्मकुम्भक भी जोड़ सकते है अर्थात् 1:4:2:2 के अनुपात में क्रमशः पूरक, अंतःकुम्भक, रेचक व ब्राह्मकुम्भक करना चाहिए।

इस प्राणायाम् को अत्यधिक धीमी गति से करना चाहिए। संख्या के चक्कर में न पड़कर यथाशक्ति सहजता से इस प्राणायाम् को करते हुए प्राण की गति जितनी दीर्घ व सूक्ष्म की जाएगी उतना ही अधिक लाभ होगा, यथाशक्ति श्वास को लेना, छोड़ना व रोककर रखना ही इस प्राणायाम् का वास्तविक परिणाम है। ऐसा करते हुए बीच में विश्राम की आवश्यकता ही नहीं पड़ती। पूरक, कुम्भक व रेचक करते हुए ओ३म् या गायत्री का मानसिक रूप से जप, चिंतन व मनन भी करते रहना चाहिए।

लाभ–

- सभी लाभ अनुलोम-विलोम प्राणायाम् के ही समान है।
- यौगिक सिद्धियों की प्राप्ति हेतु नाड़ी शोधन प्राणायाम् विशेष रूप से महत्त्वपूर्ण है।

(vi) भ्रामरी प्राणायाम्

स्थिति–

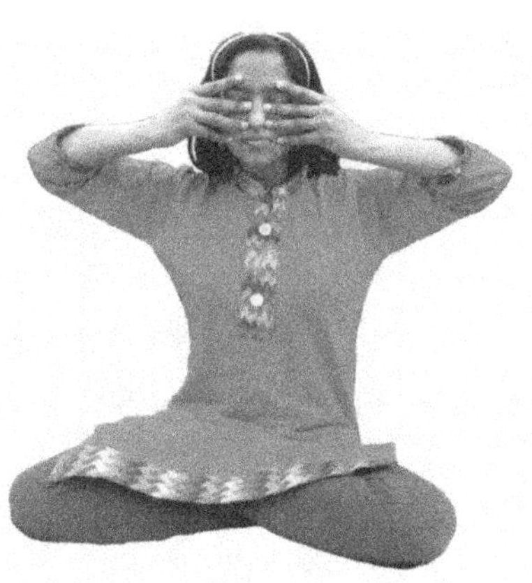

- पद्मासन में बैठें।
- पीठ, कंधे, गर्दन, सीना, सभी सीधे रहें।
- हाथों के अंगूठे से कर्णछिद्रों को बंद करते हुए षण्मुद्रा बनाएँ।

विधि–

- नासिका के द्वारा लंबा गहरा श्वास लें।
- मन को आज्ञाचक्र में केंद्रित रखें।
- अँगूठों के द्वारा दोनों कानों को पूरा बंद कर लें। अब भ्रमर की भाँति गूंजन करते हुए नाद रूप में ओ३म का उच्चारण करते हुए श्वास को बाहर छोड़ दें।
- पुनः इसी प्रकार आवृत्तियाँ करें।
- ध्यान नासिक में होते भ्रमर गुंजन तथा उत्पन्न होते कंपनों पर स्थित होना चाहिए।
- तीव्र ध्वनि करें ताकि मस्तिष्क स्पन्दित-तरंगित होने लगे।

भ्रामरी प्राणायाम् के समय शिवसंकल्प–यह प्राणायाम् अपनी चेतना को ब्राह्मी चेतना, ईश्वरीय सत्ता के साथ तन्मय व तद्रूप करते हुए करना चाहिए। मन में यह दिव्य संकल्प या विचार होना चाहिए कि मुझ पर भगवान की करूणा, शांति व आनंद बरस रहा है। मेरे आज्ञा चक्र में भगवान दिव्य ज्योति के रूप में प्रकट होकर मेरे समस्त अज्ञान को दूर कर मुझे ऋतम्भरा प्रज्ञा संपन्न बना रहे है। इस प्रकार शुद्ध भाव से यह प्राणायाम् करने से एक दिव्य ज्योतिपुंज आज्ञा चक्र में प्रकट होता हैं और ध्यान स्वतः होने लगता है।

लाभ–

- भ्रामरी प्राणायाम् मस्तिष्क कोशिकाओं को रिचार्ज तथा न्यूरॉन्स-न्यूरोट्रांसमीटर्स को एक्टिव करता है। जिसके कारण, मस्तिष्क का निष्क्रिय भाग क्रियाशील होने लगता है एवं मानसिक क्षमताओं का अत्यधिक विकास होता है।

- भ्रामरी प्राणायाम् विशेष रूप से मानसिक शांति तथा संवेगी को नियंत्रित करके आपके व्यवहार को नियंत्रित करता है। जिससे विद्यार्थियों में अच्छी आदतों व सद्गुणों का विकास होता है।

- मास्टर ग्लैण्डास पिट्यूटरी को पूर्ण एक्टिव करता है। जिससे समस्त अंतःस्रावी ग्रंथियाँ अपना-अपना कार्य ठीक करने लगती हैं। परिणामस्वरूप व्यक्ति की बुद्धि का विकास, साथ ही अंतः बाह्य क्रियाएँ, व्यवहार तथा रोग प्रातिरोधी शक्ति संतुलित रूप से विकसित होती है।

- सभी मानसिक रोग नकारात्मक विचार दृष्टिकोण एवं क्षीणता का निवारण होता है।

(vii) ओंकार

पूर्वनिर्दिष्ट सभी प्राणायाम् करने के बाद श्वास-प्रश्वास पर अपने मन को टिकाकरण प्राण के साथ उद्गीथ 'ओउम' का ध्यान करें। यह पिण्ड (= देह) तथा समस्त ब्रह्मांड ओंकारमय है। यह एक दिव्य शक्ति हैं, जो इस संपूर्ण ब्रह्मांड का संचालन कर रही है। द्रष्टा बनकर दीर्घ व सूक्ष्म गति से श्वास को लेते व छोड़ते समय श्वास की गति इतनी सूक्ष्म कीजिए कि स्वयं को भी श्वास की ध्वनि की अनुभूति न हो। इस 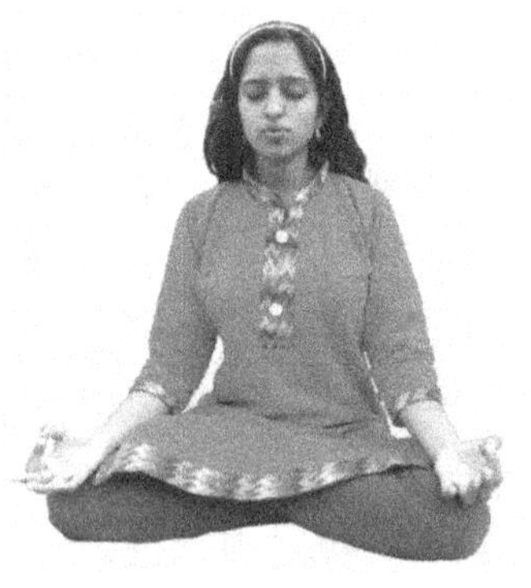 प्रकार साधक ध्यान करते-करते समाधि के अनुपम दिव्य आनंद को प्राप्त करता हुआ सच्चिदानंद स्वरूप ब्रह्म के स्वरूप में तद्रूप हो सकता है।

स्थिति–पूर्व स्थिति में बैठें।

विधि–

- धीमे-धीमे लंबा गहरा श्वास लें।

- श्वास को शनै-शनै बाहर छोड़ते हुए मधुर कण्ठ से ओ३म का उच्चारण करें।

- ध्यान दोनों भँवों के मध्य में स्थित रहे।
- जाप के समय-एकाग्रता प्रसन्नता व समर्पण भाव हो।
- निरंतर 10 से 15 मिनट तक श्वास-प्रश्वास के साथ ओ३म का जाप करें।

लाभ–

- ओंकार प्राणायाम् फेफड़ों की रजिस्टेंश क्षमता को अत्यंत विकसित करता है।
- रक्त की शुद्धि तथा प्रसारण निर्बाध होता है।
- शारीरिक लाभों के साथ यह प्राणायाम् मुख्य रूप से मानसिक, नैतिक, व्यवहारिक, भावनात्मक एवं आध्यात्मिक विकास का साधन है।
- ओंकार प्राणायाम् से बुद्धि, विचार तथा चित्त-शांत, एकाग्र सात्विक तथा आनंदित हो जाते हैं।
- यह हमारे जीवन को एक सुखद, स्वस्थ व आनंदपूर्ण अवस्था उपलब्ध कराता है।

(ङ) ध्यान

ध्यान स्व-अस्तित्व में प्रवेश का मार्ग है। साक्षिभाव से लक्ष्य विशेष में केंद्रित हो उठना ही ध्यान का मूलार्थ है। इसका लक्ष्य स्वयं को स्वयं के पाशों से मुक्त कर देना है, वस्तुतः चंचल मन, विकृत चित्त, उत्श्रृंखल इंद्रियों एवं मलीन संस्कारों के प्रगाढ पाशों से बंधी आत्म-चेतना ध्यान की प्रशस्त साधना स्थली में ही उन्मुक्त हो पाती है। ध्यान के भौतिक एवं आध्यात्मिक परिणामों की अनुभूति प्रत्येक साधक की निजी अवस्था के अनुरूप भिन्न-भिन्न हो सकती है, तथापि इसका सर्वजनीन प्रभाव निश्चित ही आत्मिक उत्थान में निरंतर अग्रसर होते चले जाना है। प्रस्तुत संदर्भ में अति विशिष्ट ध्यान प्रयोगों का विवरण दिया गया है। इस परिपेक्ष में यह बतला देना समीचीन होगा कि ध्यान की कई उच्च अवस्थाएँ एवं स्थितियाँ कतिपय बाह्यांतरिक क्रियाओं द्वारा उपलब्ध होती हैं। अतः यह सीखने व सिखलाने के क्षेत्र से परे स्वयं को एकाग्रता में पूर्णतया प्रस्तुत करने पर ही उदित हो पाता है। ध्यान आपके द्वारा आपकी चेतना को लक्षिता प्रवाह में स्थिर करना है। आज ध्यानाभ्यास के प्रयोग जटिल मनोकायिक व्याधियों के उपचार हेतु पूर्णतया सफल होते दिखलाई दे रहे हैं। सो आप इनका प्रयोग न केवल भौतिक शांति के लिए कर सकते हैं अपितु आत्मिक/आनंद इसका मुक्तफल है।

1. साक्षी ध्यान

साक्षी ध्यान पंच चरणीय ध्यान पद्धति है। प्राथमिक एवं नियमित ध्यानाभ्यासियों के लिए यह ध्यान विद्या अत्यंत महत्त्वपूर्ण है। आपकी चेतना एवं शक्ति के बाह्य क्षेत्र से आंतरिक बिंदु तक की ध्यान यात्रा हेतु यह प्रयोग योग वैज्ञानिक पद्धति पर आधारित एक अति प्रभावी अभ्यास है।

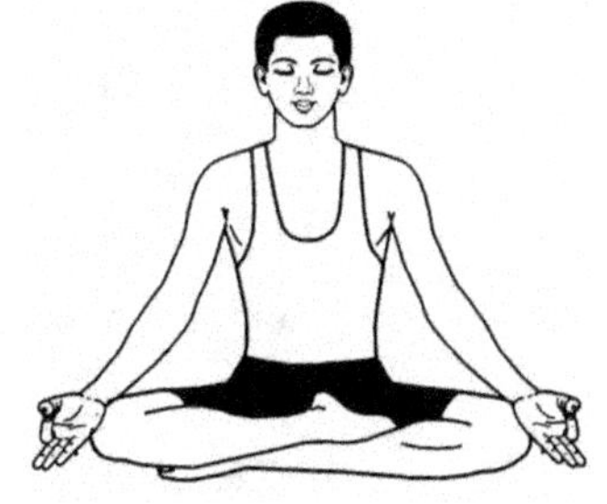

विधि–

- **गहन श्वास**–ध्यानात्मक आसन में बैठकर शनै-शनै लंबे गहरे श्वास-प्रश्वास करें। अभ्यास की गति एवं क्षमता धीरे-धीरे बढ़ाते जाएँ, धीमे, मध्य एवं तीव्र तीन चरणों की श्वास प्रक्रिया को बिना विराम दिए निरंतर करें। जैसे-जैसे समय बढ़े श्वास लेना और छोड़ना पूर्ण बल के साथ किया जाए, भस्त्रिका प्राणायाम् के सदृश आपका पूरा अस्तित्व प्राणमय हो उठे, थकान आदि का अतिक्रमण करते हुए न्यूनतम 5 मिनट तीव्रश्वसन पर आकर रुकें। अभ्यास काल को साधना प्रगाढ़ता के अनुरूप अविराम 15 मिनट तक कर सकते है (इस प्रथम चरण को प्रशिक्षक के दिशानिर्देशन में सीख लेना अधिक उपयुक्त होता है) इसके पश्चात् द्वितीय चरण में प्रवेश करें।

- **स्थिरता**–प्रथम चरण की प्रक्रिया के परिणामतः शरीर प्राण प्रवाह से आंदोलित हो उठता है। अतः जागृत प्राण को सार्थक दिशा प्रदान करने के लिए पूर्णतया स्थिर, गतिहीन एवं निष्प्रतिक्रियामय होकर बैंठे। पूरी चेतना स्वयं को स्थिर रखने में लग जाए। आप पाषाण की प्रतिमा के समान अडिग एवं अचंचल हो जाए। स्थिरता ध्यान अभ्यास को प्रगाढ़ता की ओर बढ़ाने लगेगी बस निष्क्रिय रहकर एकभाव-एकरस होकर स्थिर रहे। स्थिरता की साधना न्यूनतम 5 मिनट अवश्य करें तरनंतर तृतीय चरण में प्रवेश करें।

- **शिथिलता**–स्थिर अवस्था में रहते हुए स्वयं को शिथिल एवं सुखद पूर्ण होने के आत्मनिर्देश देवें। स्थिरता का अर्थ अकड़ कर बैठ जाना नहीं हैं अपितु आंतरिक रूप से अंग प्रत्यंग का शिथिल व सुखद बने रहना अभ्यास की दीर्घता के लिए आवश्यक है। शिथिली करण का एक प्रयोग इसमें सहायक होगा-आप अपने अंगों को क्रमशः सख्त करते हुए उन्हें ढीला छोड़े-पैर, पेट, सीना, भुजाएँ क्रमशः संपूर्ण शरीरांगों को शिथिलकरण में प्रवेश करें। गहन शिथिलावस्था में उपस्थित होने के उपरांत चतुर्थ चरण का प्रयोग करें।

- **एकाग्रता**–मनोशरीर के स्थिर व शिथिल होने की स्थिति में एकाग्रता का प्रयोग प्रारंभ करें। अपने चित्त को किसी भी एक इच्छित विषय पर केंद्रित करें। निरंतर एक विषय में मन को लगाए रखें ये विषय आंतरिक अथवा बाह्य हो सकते हैं। प्रारंभिक अवस्था में मन को श्वास की गति पर टिकाया जा सकता है। बस श्वास के आवागमन के प्रति मन को पूर्णतया जागृत रखें। मन श्वास की प्रक्रिया से न हटें-व्यवधान की अवस्था में पुनः-2 मन को उसका अवलंबन दें। इस प्रयोग की समय सीमा न्यूनतम 5 मिनट हो, अधिक सामर्थ्य पर निर्भर है। एकाग्रता साधना के अन्नतर चरण में प्रवेश करें।

- **जागरूकता**–अंतिम चरण व्यापक प्रयोग है। इस चरण में स्थिरता, शिथिलता एवं एकाग्रता के प्रति पूर्ण जागरूक बने रहना होगा। कोई भी स्तर अपने स्वरूप में खंडित न हो बस इसी का प्रयोग अंतिम सोपान है। दृष्टाभाव से शरीर की स्थिति एवं एकाग्रता केंद्र को देखते रहें एक पल भी इससे न चूकें जागरूकता का चरण अंतर से निसृत संवेग एवं अनुभूतियों का काल होता है। अतः सूक्ष्म से सूक्ष्म परिवर्तनों के प्रति सतत् जागरूक व अप्रमत्त बने रहें। ध्यान दे यह जागरूकता वैचारिक अथवा काल्पनिक न होकर बोधपूर्ण है। इस चरण में आनंदमग्न होकर आप न्यूनतम 10 मिनट के लिए अविस्थत रहें।

2. प्रणव बोध

विधि–

- **गहन श्वास**–ध्यानात्मक आसन में अवस्थित होकर दीर्घ श्वास-प्रश्वास करें। एक गति से निरंतर गहरे-लंबे श्वास लेवे व छोड़ें। अविराम रूप से सतत् श्वास की प्रक्रिया न्यूनतम 5 मिनट के लिए चले-श्वास लेते हुवे

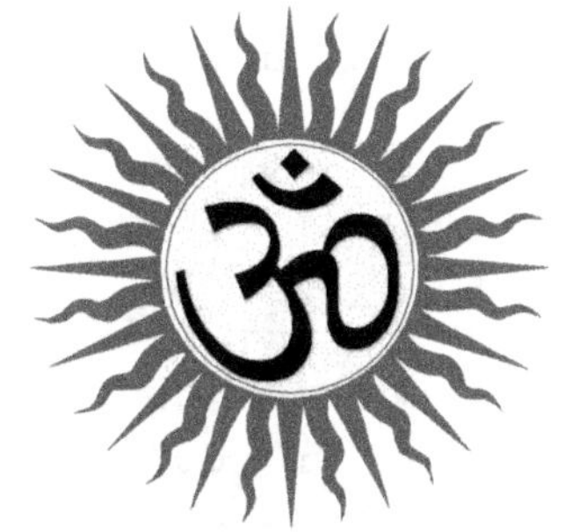

फेफड़े पूर्णतया वायु से भर जाएँ एवं नाभि पर दबाव डालते हुए श्वास को पूरा बाहर फेंक दे। इस विधि से श्वास के लेने व छोड़ने में बिना विराम दिए प्रथम चरण को 5 मिनट तक संपादित कर, द्वितीय प्रयोग में प्रवेश करें।

- **ब्रह्मनाद**–गहरा श्वास लेवें व उदर पूरी तरह वायु से भर जाएँ। मधुर स्वर में दीर्घ ओम का उच्चारण करें। निरंतर गहरा श्वास ले तथा ओम का वाचिक नाद करे। ज्यों-ज्यों ओमनाद अंतिम चरण में हो नाभी मंडल पर दबाव डालते हुए दूरी तक उच्चारण करने का प्रयास करें। इस विद्या से बिना रुके 10 मिनट का द्वितीय प्रयोग करें तदंतर तृतीय चरण में प्रवेश करें।

- **नाद स्फोट्**–ओंकार वाचन को अन्नतर साधक के स्थूल व सूक्ष्म देह में ओंकार नाद का स्फोट हो उठता हैं निरंतर अंतरंग में प्रवाहित निनाद में स्वयं को समायोजित करना ध्यान का तृतीय प्रयोग है। द्वितीय चरण जितना प्रखर यौगिक विद्या से संपन्न होगा नाद स्फोट में निमग्नता उतनी ही सहज होगी। ब्रह्मनाद से उत्पन्न प्राणस्पन्द, आंतरिक नाद एवं चेतना प्रवाह में तीन तत्त्व नाद-स्फोट के कारक बनते है। इस चरण में आंतरिक परिवर्तनों पर सूक्ष्मता के साथ केंद्रित होना पड़ता है। साथ ही शिथिल श्वास-प्रश्वास पर आंतरिक ओम जाप की शृंखला चलती रहती है। स्वयं के सहज भाव में आने के अन्नता अंतिम प्रयोग में प्रवेश करें।

- **ब्रह्मदर्शन**–चतुर्थ चरण ओंकार के आंतरिक अनुभवपूर्ण स्पर्श का सोपान है। इस चरण में भावातिरेक से स्वयं को विश्वचैतन्य से ओत-प्रोत महसूस करें तथापि यह अनुभूति पूर्ण स्थिर शांत एवं एकाग्रवस्था में ही घटित हो, कोरी कल्पना का त्याग कर अंतर में उठते ओंकार हिलोरों में स्वयं को प्रवाहित होता हुआ महसूस करें आप की निजी सत्ता का कोई अंश आपकी स्मृति व अनुभूति में शेष न बचे एकमात्र आप सर्वत्र विराट ओम् में स्वयं को रसा-बसा पाएँ। समय सीमा यथेच्छा पूर्वक।

✦✦✦

आयुर्वेद जीवनदर्शन

I. पोषण एवं जठराग्नि विवेचन

आयुर्वेद एक चिकित्सा विज्ञान ही नहीं अपितु संपूर्ण जीवन दर्शन है। स्वस्थ-उपयोगी जीवन के लिए आवश्यक सभी विषयों पर यहाँ समग्र विचार किया गया है। आयुर्वेद का प्रथम उद्देश्य ही स्वस्थ व्यक्ति के स्वास्थ्य की रक्षा करते हुए, शारीरिक-मानसिक-सामाजिक एवं आध्यात्मिक सुख की प्राप्ति कराना है।

वेदों की श्रेणी में गणना करते हुए आयुर्वेद को कहीं पंचम वेद तो कहीं अथर्ववेद का उपवेद स्वीकार किया है, जो इसके शाश्वत्व, श्रेष्ठत्व एवं महत्त्व को प्रतिपादित करता है।

शारीरिक-मानसिक स्वास्थ्य के लिए समुचित आहार (Diet) एवं विहार (Life Style) दो महत्त्वपूर्ण कारक हैं। आयुर्वेद आहार को प्राणियों का प्राण स्वरूप मानता है। आहार से ही जीवन के लिए आवश्यक बल, ऊर्जा, ओज (रोग प्रतिरोधक क्षमता), स्वर, वर्ण (complexion), सुख, संतुष्टि, पुष्टि, स्मृति, मेधा तथा जीवनीय शक्ति प्राप्त होती है।

अधुना प्रतिस्पर्धा के युग में अधिकाधिक सफलता प्राप्ति की लालसा, चुनौतियों तथा तद्जन्य स्वास्थ्य समस्याओं विशेषकर जीवन शैली संबंधित (Life Style disorders) रोगों की वृद्धि ने लोगों को स्वास्थ्य के प्रति आगाह किया है।

स्वास्थ्य की कामना से लोग आज पोषण (Nutrition) पर अपनी आमदनी का मोटा हिस्सा खर्च कर रहे हैं। पूरक आहार (Food Supplement) का बाजार आज बृहत् उद्योग के रूप में विकसित हो चुका है। लोग विभिन्न संचार माध्यमों (पत्र-पत्रिकाओं, दूरदर्शन, इंटरनेट) से प्राप्त ज्ञान का उपयोग स्वास्थ्य लाभ की कामना से कर रहे हैं। परंतु पूर्ण-उचित ज्ञान के अभाव में रोगों की संख्या दिनोंदिन सुरसा के मुँह की भाँति बढ़ती ही जा रही है। जिनमें सर्वाधिक प्रतिशत आहार-विहार जन्य रोगों जैसे मोटापा, हृदय रोग, मधुमेह, मानसिक रोग (तनाव, डिप्रेशन, अनिद्रा, एकाग्रता का अभाव, स्मृतिनाश (डिमेंशिया), पाचन संबंधी रोग (थायराइड, एसिडिटी), कैंसर, अस्थमा, एलर्जी जैसे रोगों का है। आज यह विचारणीय यक्ष्य प्रश्न हो गया है कि पाश्चात्य जीवनशैली का अंधानुकरण एवं व्यावसायिक हितों को ध्यान में रखते हुए किए जाने वाले आहार संबंधी अध्ययनों से प्रेरित आहार संबंधी दिशानिर्देश कहीं रोगों की वृद्धि में कारण तो नहीं बन रहे हैं?

प्रसिद्ध कहावत 'नया नौ दिन पुराना सौ दिन' Old is Gold सही चरितार्थ हो रही है। सभी स्वास्थ्य प्रेमियों को आज पुनः यह तथ्य स्वीकार करना होगा कि हजारों वर्षों से प्रचलित

आयुर्वेद में वर्णित आहार-विहार संबंधी खजाना ही शारीरिक-मानसिक स्वास्थ्य के उन्नयन में सक्षम है और उन्हीं का हमें पालन करना होगा, क्योंकि प्राचीन भारत ने इसी खानपान एवं जीवन पद्धति को अपनाते हुए समृद्धि की पराकाष्ठा हासिल की थी।

इस अध्याय का उद्देश्य सभी पाठकों को खानपान एवं जीवनचर्या संबंधी महत्त्वपूर्ण आयुर्वेदीय तथ्यों से परिचित कराना है, ताकि कालक्रम एवं वैश्वीकरण के दुष्प्रभाव से अनजाने में हमारी भोजन पद्धति का अंग बन चुकी भोजन संबंधी अनुचित आदतों, पूर्वाग्रहों, भोजन सेवन एवं पाक संबंधी विकृत विधियों, विभिन्न आहार-योगों (एक से अधिक भोज्य पदार्थों को एक साथ मिलाकर खाना) आदि की यथार्थता का ज्ञान पाठक कर सके। उनमें आवश्यक सुधार करते हुए उचित आहार एवं जीवन पद्धति के द्वारा रोग मुक्त होकर सुखी जीवन व्यतीत कर सके। यह स्पष्ट करना प्रासंगिक है कि योग का वास्तविक लाभ प्राप्त करने के लिए आहार-विहार संबंधी संयम अत्यावश्यक है।

आधुनिक चिकित्सा विज्ञान में कार्बोहाइड्रेट, प्रोटीन, फेट, विटामिन्स तथा जिंक आदि सूक्ष्म तत्त्वों को पोषण का आधार माना गया है। भोजन में उक्त तत्त्वों की उपस्थित मात्रा पोषकता का निर्धारण करती है। जबकि आयुर्वेद में पोषक तत्त्वों की उपस्थिति के साथ-साथ अग्नि (Digestive Enzymes) की प्राकृत स्थिति को महत्त्वपूर्ण आधार माना गया है।

आहार रस का परिपाक जठराग्नि की उपस्थिति में ही रस धातु के रूप में होकर उत्तरवर्ती रक्त, मांस, मेद, अस्थि, मज्जा तथा शुक्र आदि सभी धातुओं का पोषण करता है। इन धातुओं का सम स्थिति में होना ही स्वास्थ्य है। अग्निमांद्य (पाचन शक्ति अल्प होना) की स्थिति में आहार रस का परिपाक रस धातु के रूप में होने की बजाय अपक्व रस के रूप में होता है। जिसे आम (Toxins) कहा जाता है। आम विजातीय तत्त्व होने के कारण धात्वग्नियों (Metabolism) द्वारा अवशोषित नहीं होता है तथा शरीर में भ्रमण करता हुआ अनेक रोगों की उत्पत्ति करता है। इसे एक उदाहरण के द्वारा समझा जा सकता है। आधुनिक विज्ञान में दालें प्रोटीन का अच्छा स्रोत मानी गई हैं। इनके सम्यक् पाचन होने पर एमिनो एसिड्स के रूप में शरीर का पोषण होता है। परंतु आवश्यकता से अधिक मात्रा में सेवन करने पर तथा अग्निमांद्य होने पर दालों का पोषक तत्त्व (Amino Acids) में परिवर्तन के बजाय आमविष (Uric Acid) के रूप में शरीर में संचय होने लगता है जो वातरक्त (GOUT) नामक रोग पैदा करता है।

इसीलिए आयुर्वेद आहार विज्ञान में जठराग्नि पर नकारात्मक प्रभाव डालने वाले सभी भोज्य पदार्थों का निषेध या नियंत्रित मात्रा में सेवन का निर्देश दिया गया है। भले ही वे पदार्थ आधुनिक विज्ञान में पोषक तत्त्वों से परिपूर्ण माने जाते हो। अतः गुरु (पचने में भारी), रुक्ष (चिकनाई रहित) दाहक (क्षार आदि तीक्ष्ण गुण वाले), अभिष्यन्दि (कब्ज कारक), अधिक शीत (आइसक्रीम आदि) और मंद (जो अधिक समय तक आँतों में रुकते हैं जैसे मैदा) आदि गुणों वाले सभी आहार द्रव्यों का प्रयोग स्वस्थ शरीर की कामना करने वाले लोगों को नहीं करना चाहिए।

आयुर्वेद विज्ञान में पोषण का आधार छः रसों को माना गया है। कषाय (Astringent), कटु (Pungent), तिक्त (Bitter), लवण (Salty), अम्ल, (Acidic) एवं मधुर (Sweet)

आदि छः रस उत्तरोत्तर अधिक बल्य (Energetic) माने गए हैं। इस प्रकार मधुर रस सर्वाधिक पोषक की श्रेणी में आता है। प्रत्येक आहार द्रव्य में रसों का एक निश्चित अनुपात होता है जो उन द्रव्यों की पोषकता (Nutritional Value) को निर्धारित करता है। इसीलिए मधुर रस प्रधान होने के कारण दूध एवं घी को सर्वाधिक पोषक एवं संपूर्ण आहार माना गया है।

II. भोजन विधि संबंधी आवश्यक निर्देश

- भोजन से पूर्व सैंधा नमक या काला नमक भुरका हुआ अदरक चबाना पाचन के लिए हमेशा महत्त्वपूर्ण है यह पाचक रसों का स्राव बढ़ा देता है। अतः भोजन से पूर्व 2-3 टुकड़े अवश्य चबायें।

- भोजन सदैव गर्म एवं ताजा ही ग्रहण करना चाहिए। जो स्वादिष्ट लगता है, आसानी से पचता है तथा गैस बनना आदि पाचन संबंधी विकार पैदा नहीं होते।

- रुचि के अनुसार एवं उचित मात्रा में ही भोजन का ग्रहण करना चाहिए। वह न अधिक हो और न आवश्यक मात्रा से कम हो, क्योंकि प्रमिताशन (Dieting, Fasting) कुपोषण का कारण है जो बल-वीर्य-ओज आदि को नष्ट करता है।

- भोजन सदैव स्निग्ध (घी युक्त) ही करना चाहिए क्योंकि रूखा भोजन सही प्रकार से पचता नहीं तथा गैस, कब्ज आदि पाचन संबंधी परेशानियाँ उत्पन्न करता है। गाय का देशी घी अच्छे कोलेस्ट्रोल (HDL) की वृद्धि तथा बुरे कोलेस्ट्रोल (LDL) को कम करने में महत्त्वपूर्ण है। ऐसा अन्य अध्ययनों से सिद्ध हो चुका है।

- पूर्व में किया हुआ भोजन पचने के बाद भूख लगने पर ही दुबारा भोजन करना चाहिए। थोड़े-थोड़े अंतराल पर बार-बार कुछ-न-कुछ चाय, बिस्किट, नमकीन, जंकफूड, आदि खाते रहना (Snacking) ठीक नहीं है जो अनेक स्वास्थ्य समस्याओं जैसे मोटापा, गैस, बदहजमी, एसिडिटी, उच्व रक्तचाप, हृदय रोगों का कारण बन रहा है।

- फ्रिज में रखा पर्युसित (बासी) भोजन नहीं करना चाहिए। बासी भोजन में जीवाणु-विषाणु एवं फंगस आदि रोगोत्पादक कारक उपस्थित होते हैं, जो अनेक रोगों को उत्पन्न कर सकते हैं।

- शांत चित्त होकर प्रिय स्थान पर बैठकर भोजन करें।

- न अधिक शीघ्रता से एवं न ही अधिक विलम्ब से भोजन करें अपितु एक संतुलित व्यावहारिक दृष्टिकोण रखें। अधिक जल्दी-जल्दी किए हुए भोजन के साथ पाचक रसों का संयोग सही नहीं होने से भोजन पचता नहीं है। अधिक धीरे-धीरे किए गए भोजन से तृप्ति नहीं होती तथा अधिक मात्रा (Over eating) की संभावना रहती है जो अनेक रोगोत्पादक है।

- हँसते हुए एवं बातचीत (Gossip) करते हुए, T.V. देखते हुए भोजन नहीं करे, अपितु एकाग्रचित, तनाव रहित, निश्चिंत होकर भोजन करें, जिससे भोजन का पाचन समुचित होता है।

- ग्रहण किया जा रहा भोजन पोषण की दृष्टि से कितना उपयोगी है? यह विचार करके ही भोजन करें।
- पचने में भारी भोजन नहीं करें या फिर अल्प मात्रा में करें, ताकि पाचन में कोई विकृति न हो।
- चिकनाई युक्त पदार्थ, मिठाई तथा पचने में भारी भोजन को प्रारंभ में ग्रहण करना चाहिए।
- अम्ल-लवण रसों वाले खाद्य पदार्थों को भोजन के बीच में लेना चाहिए।
- भोजन में अंत में रुक्ष, द्रव, कटु-तिक्त-कषाय रस वाले भोज्य पदार्थों को खाना चाहिए।
- भूख कम हो तो पहले गरम, द्रव पदार्थों यथा–सूप, मांस रस आदि लें।
- भोजन काल व्यतीत होने पर (अत्यधिक भूख लगने पर) अथवा भोजन काल पूर्व (बिना भूख लगे) भोजन करना विषमाशन कहलाता है, जो त्याज्य है। इससे उदावर्त (गैस बनना), रसक्षय (लो ब्लड प्रेशर) आदि रोगों के लक्षण उत्पन्न होते हैं। जो हृदयरोग में भी परिणित हो सकते हैं।
- रुक्ष (Roasted) भोज्य पदार्थ खाने पड़ें तो अधिक मात्रा में नहीं खायें। ये वातकारक होते हैं।
- भोजन के बाद कुछ समय विश्राम लाभप्रद है परंतु दिन में सोना (दिवाशयन) सर्वथा वर्जित है।

उचित मात्रा में ग्रहण किये भोजन के लक्षण–

- खाए हुए भोजन द्वारा उदर प्रदेश में दबाव अनुभव नहीं करना।
- हृदय गति का अवरोध न होना।
- पसलियों में फटने की सी पीड़ा नहीं होना।
- पेट में अधिक भारीपन का अनुभव नहीं होना।
- भूख-प्यास का शांत होना और मन में प्रसन्नता का अनुभव होना।
- खड़ा रहना, बैठना, सोना, चलना, श्वास-प्रश्वास, हँसना एवं बातचीत में सुख का अनुभव होना।
- दिन के भोजन का सायं काल तथा रात्रि भोजन का प्रातःकाल तक सुखपूर्वक पाचन होना।
- बल-वर्ण की वृद्धि होना।

भोजन की मात्रा कितनी हो?

- यह पाचन शक्ति पर निर्भर करती है। अतः प्रत्येक व्यक्ति के लिए यह भिन्न-भिन्न होती है।

- सामान्यतः जितनी मात्रा 4-6 घंटे में पच जाए, वह उसके लिए उचित है।
- आमाशय को तीन भागों में विभाजित करें। एक भाग भोजन के लिए, दूसरा भाग जल के लिए तथा तीसरा भाग वायु आदि की क्रिया के लिए छोड़ें।
- गुरु (पचने में भारी) द्रव्य भूख से कम मात्रा में तथा लघु (पचने में हल्के) द्रव्य पर्याप्त मात्रा में सेवन करें।

भोजन परोसने की विधि–

- सूप, मांस रस, हरी सब्जियाँ आदि चाँदी के पात्र में परोसें।
- सूखे पदार्थ, दही युक्त पदार्थ, गरम दूध आदि स्वर्ण पात्र में परोसें।
- शीतल जल ताम्र पात्र में परोसें।
- शर्बत आदि मिट्टी या स्वर्ण पात्र में परोसें।

अल्पमात्रा में भोजन (*Dieting, Fasting*) से हानियाँ

वजन नियंत्रित करने के भ्रम में आजकल भोजन कम मात्रा में करने का प्रचलन देखा जा रहा है जो कि स्वास्थ्य की दृष्टि से ठीक नहीं है। आवश्यकता से कम भोजन करने से शरीर में पोषक तत्त्वों का अभाव तथा धातुक्षय (Catabolism) होने लगता है। जो बलक्षय (Low energy), वर्ण नाश, भार में कमी, तेजहीनता, उदावर्त (गैस बनना जो कभी-कभी हृदय रोग का मिथ्या आभास करा देता है), वीर्य नाश, एसिडिटी, लो ब्लडप्रेशर, बालों का गिरना, त्वचा रोग, रक्ताल्पता के कारण चक्कर आना, डिप्रेशन, हृद्द्रव (हृदय में धड़कन बढ़ना) ओजक्षय (बार-बार अस्वस्थ होना) आदि के रूप में परिलक्षित होता है। अतः भूख लगने पर आवश्यकतानुसार पर्याप्त भोजन करें।

III. जल सेवन संबंधी आवश्यक निर्देश

- जल को प्राणियों का प्राण कहा गया है।
- अनुपानों (भोजन या औषध के पश्चात् पीने योग्य) में यह सर्वश्रेष्ठ माना गया है। आवश्यकतानुसार शीतल जल, उष्णजल या सामान्य जल का सेवन करना चाहिए।
- मात्रा पूर्वक सेवन किया जल अमृत समान होता है जबकि अनुपयुक्त मात्रा में विष के समान हानिकारक होता है।
- अधिक मात्रा में जल सेवन से अग्नि मंद होकर कफ जन्य रोग जैसे जुकाम, खाँसी, मोटापा, सायनस में शोथ, सूजन, जोड़ों का दर्द आदि उत्पन्न हो जाते हैं। अतः ग्रीष्म ऋतु के अतिरिक्त ऋतुओं में जल का प्रयोग संतुलित मात्रा में ही करना चाहिए।

- भोजन के दौरान पिया जाने वाला शीतल जल (Iced Water) अग्नि मंद करने वाला होने के कारण विष तुल्य है अतः इसका सेवन कदापि नहीं करें।
- किन्हीं दो प्रकार के जलों को मिलाकर एक बार में सेवन नहीं करें जैसे गरम पानी में ठंडा पानी मिलाकर कोसा बनाना या ठंडा पानी पीने के तुरंत बाद गरम पानी या चाय आदि उष्ण पेय पीना।
- उष्ण जल सदैव अपने आप में एक श्रेष्ठ औषध है। यह मधुर, शीत दीपन (जठराग्नि बढ़ाने वाला), पाचन (पाचनशक्ति बढ़ाने वाला), कंट्य (गले के लिए लाभप्रद), लघु (शरीर में हल्कापन लाने वाला) तथा आम पाचक होने से मल-मूत्र की प्रवृत्ति बढ़ाकर शरीर के विष द्रव्यों को बाहर निकालने वाला है।
- अजीर्ण में प्यास न होने पर भी सुखोष्ण जल पीते रहना चाहिए। जिससे आम का पाचन होकर अजीर्ण ठीक हो जाता है।
- सर्दियों में पञ्चकोल (पिप्पली, पिप्पलीमूल, चविका, चित्रक, सौंठ) सिद्ध जल तथा गर्मियों में सौंफ और लौंग सिद्ध जल का सेवन सभी प्रकार की स्वास्थ्य समस्याओं जैसे ज्वर, अतिसार, उल्टी, पेट दर्द, प्रतिश्याय, कास आदि रोगों का निराकरण करने में समर्थ है।
- भोजन के दौरान घूँट-घूँट उष्ण जल पीना स्वास्थ्य के लिए वरदान है।

जलपान का काल

- भूख लगने पर भोजन से पूर्व जल पीने से अग्निमांद्य तथा शरीर में कृशता उत्पन्न होती है।
- भोजन के अंत में जल पीने से मोटापा बढ़ता है।
- भोजन के दौरान थोड़ा-थोड़ा जल सेवन अमृत के समान बताया गया है। अतः भोजन के कम से कम 45 मिनट पूर्व तथा 45 मिनट पश्चात् ही जलपान करें।

IV. प्रतिदिन अवश्य सेवन करने योग्य भोज्य पदार्थ

- **धान्य (Cereals)**–चावल, गेहूँ, जौ नियमित रूप से भोजन में शामिल करें। ग्रीष्म ऋतु में ज्वार एवं जौ तथा शीत ऋतु में बाजरा प्रयोग श्रेयस्कर है। एक बार में एक ही प्रकार के धान्य का प्रयोग करना चाहिए क्योंकि प्रत्येक धान्य की पाचन प्रक्रिया भिन्न होती है। सभी धान्यों को एक साथ मिलाकर सेवन (Multy grains) का प्रचलन आयुर्वेद सम्मत नहीं है। इससे पाचन क्रिया पर दुष्प्रभाव होता है।
- **चावल –**
    - चावल धोकर, छानकर, पकाकर एवं मांड निकालकर ताजा ही सेवन करने चाहिए। जो पचने में हल्के होते हैं। बिना मांड निकाले एवं भली

भाँति बिना पके चावल पाचन में भारी होते हैं जो मोटापा आदि रोगों का कारण हो सकते हैं।

- चावलों का सेवन शीत गुण के कारण रात्रि की अपेक्षा दिन के भोजन में करें। उत्तर भारत में शीत ऋतु में चावलों की अपेक्षा गेहूँ, बाजरा का प्रयोग अधिक श्रेयस्कर है।
- स्वस्थ लोगों के लिए पोषण की दृष्टि से चावलों के साथ घी-बूरा प्रयोग लाभप्रद है।
- मांस, शाक, तेल, घी तथा मेवों (बादाम, किशमिश) के साथ निर्मित चावलों की भोज्य कल्पना तृप्तिकारक, हृदय के लिए हितकर, पचने में भारी किंतु पुष्टिकारक होती है।
- चावलों की पौष्टिकता बढ़ाने के लिए उड़द, तिल, दूध तथा मूंग के साथ भी कल्पना कर सकते हैं जो अधिक बलकारक एवं पुष्टिदायक होगी।
- चावल और मूंग दाल की खिचड़ी स्वस्थ एवं अस्वस्थ दोनों ही स्थितियों में लाभप्रद है।
- धान चिऊड़ा (पोहे) पचने में भारी होने के कारण भूनकर अल्पमात्रा में ही प्रयोग करें।

- **जौ –**

  - रुक्ष एवं पचने में हल्के होने के कारण वातकारक एवं कफनाशक होते हैं अतः इसके साथ घी का प्रयोग अवश्य करना चाहिए।
  - कफ नाशक होने के कारण स्थौल्य एवं प्रमेह से पीड़ित लोगों के लिए श्रेष्ठतम है।
  - रेशा (Fibre) पर्याप्त मात्रा में होने से कब्ज को ठीक करते हैं।
  - दुर्बल लोगों को जौ का प्रयोग अल्प मात्रा में ही करना चाहिए। या पर्याप्त घी के साथ करना चाहिए।
  - शीत ऋतु की अपेक्षा ग्रीष्म ऋतु में इनका प्रयोग अधिक श्रेयस्कर है।

- **गेहूँ –**

  - यह सभी लोगों के लिए सभी ऋतुओं में लाभप्रद है।
  - इसकी सबसे आसान कल्पना रोटी एवं दलिया है। आटा चोकर युक्त मोटा ही लेना चाहिए पतला आटा (मैदा) पाचन की दृष्टि से उचित नहीं है।
  - आचार्य वाग्भट्ट ने गेहूँ की तेल में निर्मित पूड़ियाँ नेत्रों के लिए हानिकारक मानी है अतः अल्पमात्रा में ही प्रयोग करे।
  - स्वस्थ लोगों में पौष्टिकता की दृष्टि से गेहूँ का हलुआ आदि तृप्ति कारक, वीर्यवर्धक, तथा हृदय के लिए हितकारी है।

- गुड़, तिल, दूध, शहद, चीनी के संयोग से जो भी पदार्थ जैसे माल पुआ आदि बनते हैं वे सभी वीर्यवर्धक और बल कारक तो होते हैं, परंतु पचने में भारी होते हैं अतः अति मात्रा में सेवन हानिकर हो सकते हैं। इनके बाद उष्ण जल का ही प्रयोग करना चाहिए, ताकि पाचन ठीक प्रकार से हो सके।

- **मूंग दाल–**
  - दालों में मूंग दाल सर्वश्रेष्ठ होती है जो सुपाच्य होने से रुग्णों एवं स्वस्थ सभी के लिए नियमित रूप से प्रयोज्य है।
  - इसका निर्माण घी, हींग, जीरा एवं गरम मसालों के साथ करें ताकि यह पचने में और हल्की तथा अल्प वायु कारक हो जाए। घी के प्रयोग से रुक्षता का प्रभाव भी कम हो जाएगा।

- **दूध–**
  - सभी पोषक तत्त्वों से युक्त होता है।
  - गौ दुग्ध सर्वश्रेष्ठ माना गया है।
  - इसका प्रयोग नियमित रूप से प्रात व सांय गर्म करके करना चाहिए।
  - प्रातः भिगोए हुए 4 बादाम एवं 1 अखरोट तथा रात्रि में 5 मुनक्के उबालकर खाना श्रेष्ठ पौष्टिक प्रयोग है जो सभी ऋतुओं में किया जा सकता है।
  - सर्दियों में केसर एवं अदरक का दूध शरीर में ऊर्जा एवं ऊष्मा का संचार करता है।
  - रसायन प्रयोग, विविध प्रकार के पाक व बल्य औषधियों के बाद दूध का प्रयोग करना चाहिए। यह उनकी पौष्टिकता को बढ़ा देता है।
  - कब्ज वाले रोगी तथा कम वजन वाले लोग दूध में बादाम तेल 1/2 चम्मच रात को प्रयोग करें तो श्रेष्ठ है।

- **घी–**गाय का घी श्रेष्ठ कहा गया है इसका सेवन नियमित करना चाहिए। इसे रोटी में लगाकर, आटे में मिलाकर (मोण) या अनेक व्यंजनों के रूप में प्रयोग किया जा सकता है। यह भोजन की पौष्टिकता को बढ़ाने के साथ जठराग्नि की वृद्धि करते हुए भोजन के पाचन में भी सहायक होता है। यह श्रेष्ठ वृद्धिवर्धक भी है।

- **शहद–**परागकणों से निर्मित होने के कारण यह प्रोटीन एवं ग्लूकोज का अच्छा स्रोत है। जिसे 1/2 चम्मच प्रातः नियमित रूप से चाटना चाहिए। गरम पानी के साथ इसका प्रयोग कदापि नहीं करें। योग वाही होने के कारण औषधियों के साथ इसका प्रयोग करने से यह औषध के गुणों को बढ़ा देता है।

- **मुनक्का**—ग्लूकोज व लौह का पर्याप्त स्रोत है। जिसे नियमित रूप से 5-10 प्रातः व सांय दूध या पानी के साथ बीज निकालकर प्रयोग करना चाहिए। बीजों को निकालकर उनमें काला नमक व काली मिर्च भरकर तथा उन्हें तवे पर भूनकर प्रयोग करने से पाचक स्राव बढ़ते हैं तथा भूख अच्छी लगती है। इस प्रयोग से कब्ज भी ठीक होता है।

- **अनार**—सभी फलों में अनार को श्रेष्ठ माना गया है। जिसे सभी लोग सभी ऋतुओं में प्रयोग कर सकते हैं। यह पाचन तंत्र एवं हृदय के लिए लाभप्रद है।

- **आँवला**—अनेक पोषक तत्त्वों से युक्त होने के कारण श्रेष्ठ रसायन कहा गया है। यह विटामिन सी व लौह का प्रचुर स्रोत है। अतः ऋतु के अनुसार इसका प्रयोग मुरब्बा, चटनी या अचार के रूप में करना चाहिए। त्रिफला, च्यवन प्राश एवं ब्रह्म रसायन में यह मुख्य द्रव्य होता है।

- **हरड़**—यह पूर्णतः निरापद (non habit forming) श्रेष्ठ रसायन है, अतः इसका प्रयोग नियमित रूप से करना चाहिए।

    - 2-3 छोटी हरड़ नियमित चबाकर प्रयोग करें जो पाचक अग्नि को बढ़ाते हैं तथा मल का निष्कासन सुगम बनाते हैं।

    - हरड़ का चूर्ण भी बाजार में मिलता है जिसे रात्रि में गर्म पानी से प्रयोग करना सदैव हितकर रहता है।

    - हरड़ को एरण्ड स्नेह (Castor Oil) में भूनकर दूध या गरम पानी से प्रयोग करना मलशोधन के लिए अमृततुल्य है।

    - मधु एवं घृत के साथ त्रिफला का सेवन रात्रि में करने से नेत्र ज्योति में वृद्धि होती है। बच्चों को यह नियमित प्रयोग कराना चाहिए। ताकि चश्मा लगाने की आवश्यकता नहीं पड़े।

- **हरी सब्जियाँ**—परवल और लौकी सभी सब्जियों में श्रेष्ठ मानी गई है। ये मल को साफ करती है। अतः नियमित सेवन करनी चाहिए।

- **बथुआ**—सभी हरी सब्जियों में बथुआ श्रेष्ठ माना गया है। अतः इसका प्रयोग सब्जी में नियमित करे।

- **छोटी मूली**—सलाद के रूप में छोटी मूली का ही निर्देश मिलता है। यह पाचक है तथा अग्नि को बढ़ाती है। अतः दिन में नियमित प्रयोग करे। मोटी एवं बड़ी मूली त्रिदोष कारक होने से त्याज्य है। यदि प्रयोग करना हो तो सब्जी के रूप में घी में छौंककर प्रयोग कर सकते हैं।

- **सेंधा नमक**—सभी नमकों में यह सर्वश्रेष्ठ है। लवण होने के बावजूद शरीर में इसका मधुर प्रभाव होने के कारण यह पित्त की वृद्धि नहीं करता जबकि शेष सभी नमक पित्त (Acidity) बढ़ाते हैं। यह भूख बढ़ाने वाला, भोजन के प्रति रुचि पैदा करने वाला, नेत्रों के लिए लाभप्रद माना गया है। सोडियम तत्त्व कम होने के कारण यह हृदय रोगियों के लिए ग्रहण करने योग्य है।

- **तक्र (छाछ)**—यह अग्निवर्धक होने से अर्श रोग, अरुचि, रक्ताल्पता को नष्ट करती है। इसे भोजन के बाद सदैव सैंधा नमक या काला नमक और जीरा मिलाकर प्रयोग करना चाहिए परंतु ग्रीष्म ऋतु में इसका भी प्रयोग वर्जित है।

V. निरंतर सेवन के अयोग्य भोज्य पदार्थ

- किलाट (पनीर), मछली, उड़द, पिट्ठी के बने पदार्थ, गाय-भैंस-सुअर का मांस, ये सभी अभिष्यन्दि (पचने में भारी) एवं कब्ज कारक होने के कारण पाचन शक्ति को कम करते हैं। वायु बढ़ाने वाले हैं अतः सप्ताह में एक-दो बार से अधिक प्रयोग नहीं करना चाहिए।

- धाना (Roasted Corn)—गेहूँ, जौ, मक्का, ज्वार आदि को भूनकर बनाए गए पदार्थ रुक्ष (Dry) होने के कारण लेखन (वजन कम करने वाले), वायुवर्धक, प्यास बढ़ाने वाले तथा देर से पचने के कारण कब्ज कारक होते हैं अतः इनका प्रयोग कभी-कभी संतुलित मात्रा में ही करें।

- अंकुरित धान्य (Sprouts) मूंग-मोठ-चना गुरु-रुक्ष शीत होने कारण वातवर्धक हैं तथा कब्ज पैदा करते हैं अतः इनका प्रयोग नियमित नहीं करना चाहिए। यदि कभी-कभार प्रयोग करना पड़े तो थोड़ी मात्रा में और उबालकर (पकाकर) प्रयोग करना चाहिए।

- जंकफूड (मैगी, पिजा, बर्गर, ब्रेड, बिस्किट्स, चाउमिन व अन्य मैदा से निर्मित पदार्थ) लवण, रसायन एवं सैचुरेटेड फेट से युक्त होने के कारण रोगोत्पादक हैं। अतः इनका सेवन नहीं करना चाहिए।

- **दही**—आज दही सर्वाधिक प्रयोग होने वाला आहार द्रव्य है। कैल्सियम एवं विटामिन डी प्रचुर मात्रा में होने से दही अस्थियों को मजबूत बनाता है। यह मेद, बल, शुक्र, कफ, अग्निवर्धक माना गया है। स्वभाव से अम्लीय, उष्ण, पित्त कफवर्धक, पचने में भारी तथा आंत्रगत जल का अवशोषण करने की प्रवृत्ति से कब्ज कारक होने के कारण आयुर्वेद में इसे निरंतर सेवन के योग्य नहीं माना है। दही के सेवन से पूर्व में निम्न तथ्य अनुकरणीय हैं—

    - शरद-ग्रीष्म-वसंत ऋतुओं में दही का सेवन बिल्कुल नहीं करना चाहिए क्योंकि इन ऋतुओं में स्वाभाविक रूप से पित्त एवं कफ का प्रकोप होता है। दही का सेवन उनको और बढ़ा देगा। हेमन्त-शिशिर-वर्षा ऋतुओं में इसका प्रयोग किया जा सकता है।

    - रात्रि में दही का प्रयोग कभी नहीं करना चाहिए क्योंकि अभिष्यन्दि होने के कारण यह भोजन का पाचन नहीं होने देता। बलगम अधिक बनाने के कारण खाँसी-जुकाम पैदा करता है।

    - बहुत गरम करके दही का प्रयोग कभी नहीं करें। इससे इसके गुण नष्ट हो जाते हैं।

- दही का प्रयोग घी-चीनी-आंवला-शहद आदि मिलाकर ही प्रयोग करें अकेला दही प्रयोग न करें। इनके साथ दही खाने से कफ पित्त प्रकोपक दुष्प्रभाव थोड़ा कम हो जाता है।
- मंदक (सही प्रकार से नहीं जमा) दही कभी नहीं खाना चाहिए। यह त्रिदोष वर्धक है। कास-प्रतिश्याय तथा गले में खराश उत्पन्न करता है।
- जिनकी पाचन शक्ति मंद हो, जो **स्थौल्य** (मोटापा), कफजनित रोग, रक्तपित्त (Bleeding disorders) तथा शोथ आदि रोगों से युक्त हों वह दही का सेवन न करें।
- निद्रा जनक होने से अनिद्रा रोग में इसका औषधीय प्रयोग भी किया जा सकता है।

उक्त बातों का ध्यान रखे बिना दही का सेवन करने से ज्वर, रक्तपित्त (Bleeding disorders), रक्ताल्पता, कास, प्रतिश्याय, विसर्प (Herpies) तथा अन्य त्वचा संबंधी रोग हो सकते हैं।

- शीत पदार्थ जैसे Ice cream, cold drinks आदि का प्रयोग कम से कम करें क्योंकि ये स्वभाव से ही कब्जकारक होते हैं।
- गोभी, मूली, गाजर को सुखाकर अचार के रूप में प्रयोग कदापि नहीं करना चाहिए।
- भोजन में सभी रसों का प्रयोग करना चाहिए किसी एक रस का निरंतर प्रयोग रोगोत्पादक माना गया है।
- कच्ची मूली एवं सभी प्रकार के क्षार पित्तवर्धक होने से वर्जित हैं।
- **रिफाइंड तेल**—पोषकता की दृष्टि से रिफाइंड तेल उचित नहीं है। अतः इनके स्थान पर तिल तेल, सरसों, जैतून आदि असंतृप्त तेलों का प्रयोग करें।
- **दालें** –
  - यद्यपि दालें प्रोटीन का स्रोत होती हैं परंतु रुक्ष होने से यह वायु को बढ़ाने वाली, देर से पचने वाली, पेट में गैस उत्पन्न करने वाली तथा कब्ज कारक होती हैं। जिनका अति मात्रा में सेवन आज जोड़ों के दर्द (संधिवात, Arthritis, Reumatoid arthritis, Gout) का मुख्य कारण सिद्ध हो रहा है।
  - कुलत्थ दाल विंबध (Constipation) ठीक करती है। पथरी रोग में भी यह लाभप्रद है।
  - मसूर दाल कब्ज पैदा करने वाली होने के कारण त्याज्य है।
  - मटर अत्यधिक वायु बनाने वाली होने से अल्प प्रयोग करने योग्य है। मटर का पनीर के साथ प्रयोग सर्वथा त्याज्य है।
  - मूंग, उड़द, अरहर आदि के बने पदार्थ (बड़ी-पकोड़ी-बड़ा) वायुवर्धक, रुक्ष, एवं शीतल होते हैं अतः इन्हें काली मिर्च, घी या तेल तथा लवण के साथ ही अल्प मात्रा में खाना चाहिए।

- उड़द तथा राजमा पचने में भारी एवं वायु कारक होने से वातादि धातुओं को दूषित करने वाले होते हैं, अतः निरंतर सेवन योग्य नहीं हैं। कभी-कभी अल्प मात्रा में ही सेवन करना चाहिए।
- दालों के आटे में सज्जीक्षार तथा कालीमिर्च, कालानमक, लौंग आदि डालकर पापड़ बनाए जाए तो सुपाच्य एवं रुचिकारक हो जाते हैं।
- यदि दालों को छिलका रहित, भली-भाँति पकाकर तथा घी, हींग, जीरा आदि के साथ बनाया जाए तो अपेक्षाकृत पचने में आसान हो जाती हैं।

VI. शाक (हरी सब्जियों) के संबंध में आवश्यक निर्देश

आधुनिक पोषण विज्ञान के अनुसार ये विटामिन ए, सी, ई, के, फोलिक एसिड, कैल्सियम, मैग्नीशियम और रेशा (Fibre) का अच्छा स्रोत माना गया है। यह कोलेस्ट्रोल, हृदय रोगों, कुपोषण, खून की कमी और मोटापा ठीक करने में सक्षम हैं, परंतु आयुर्वेद के अनुसार ये रुक्ष गुण वाले होने से वायु बढ़ाते हैं तथा पचने में भारी होने से कब्ज कारक होते हैं। अतः इनका प्रयोग आगे लिखी हुई निम्न बातों को ध्यान में रखकर करें ताकि उचित लाभ प्राप्त किया जा सके।

- सभी शाक संभवतः लौह तत्व बहुल होने के कारण पचने में भारी तथा कब्ज कारक होते हैं, अतः इन्हें उबालकर, रस निचोड़कर तथा इनमें घी, हींग, जीरा आदि दीपन-पाचन (भूख बढ़ाने वाले) द्रव्यों का छौंक देकर प्रयोग करना चाहिए।
- बथुआ सर्वश्रेष्ठ शाक की श्रेणी में आता है। यह पौष्टिक होने के साथ-साथ पेट साफ करने वाले गुण से पूर्ण होता है। अतः इसका प्रयोग सर्वाधिक करना चाहिए।
- चौलाई-मैथी-पालक पौष्टिक होने के साथ-साथ क्रमशः रक्तपित्त (नकसीर), अस्थि रोगों एवं मधुमेह, तथा रक्ताल्पता वाले रोगियों के लिए पथ्य है।
- सरसों शाक-मल-मूत्र अवरोधक तथा त्रिदोष कारक होने के कारण इसका प्रयोग यथासंभव नहीं करना चाहिए। यदि त्याग संभव नहीं हो तो अल्प मात्रा में प्रयोग करें।
- वात प्रकृति वाले लोग हरी पत्ते वाली सब्जियों का प्रयोग संतुलित रूप में ही करें।

सेवन के अयोग्य शाक-

- जिसे धोकर उसका पानी नहीं निकाला गया हो।
- बेमौसम में पैदा किया हुआ।
- सूखा शाक
- बिना तेल-घृत आदि के बनाया हुआ।

हरी सब्जियाँ (Green Vegetables)

- **परवल-लौकी**–इन दोनों सब्जियों का प्रयोग सभी लोगों के लिए, सभी ऋतुओं में सदैव गुणकारी माना गया है।
    - लौकी श्रेष्ठ मल भेदक होने से कब्ज नाशक है। मूत्रल प्रभाव के कारण मूत्राव रोध को ठीक करता हुआ शरीर को शुद्ध (Detox) करता है।
    - परवल–हृदय के लिए श्रेष्ठ, कृमिनाशक, रुचिकारक है।
- **बैंगन**–हृदय के लिए लाभप्रद तथा रुचिकारक है।
- **पक्व सीताफल**–क्षार युक्त, मधुर, अम्ल, सुपाच्य, मल-मूत्र निस्सारक तथा त्रिदोष नाशक है।
- **खीरा-ककड़ी**–
    - शीत, रुक्ष (चिकनाई रहित), विलम्ब से पचने वाला एवं कब्ज कारक होने के कारण इन्हें कच्ची सलाद के रूप में रोगियों को नहीं खाना चाहिए।
    - स्वस्थ व्यक्तियों में भी अधिक मात्रा में तथा गलत समय पर खाने से ये आम उत्पत्ति करके पाचन संबंधी रोग उत्पन्न कर सकते हैं अतः इन्हें पकाकर घी, हींग, जीरा, मसाले युक्त सब्जी के रूप में सेवन अधिक लाभप्रद है।
    - सलाद रात्रि भोजन में न लेकर मध्याह्न में भोजन के साथ लेना चाहिए। इसमें काली मिर्च, अदरक तथा काला नमक डालकर प्रयोग करना लाभदायक हो सकता है।
    - ठंडे गुण वाले होने के कारण ग्रीष्म ऋतु में इनका प्रयोग श्रेयस्कर है परंतु शीत ऋतु में अधिक लाभप्रद न होने से यथासंभव इनका प्रयोग नहीं करना चाहिए।

VII. फल सेवन के विषय में महत्त्वपूर्ण निर्देश

- **खजूर**–पिंड खजूर के विषय में आमधारणा है कि यह गरमी करने वाला फल है तथा शीतऋतु में खाया जाता है। परंतु आयुर्वेद मतानुसार यह ठंडक देने वाला तथा मधुर है अतः उष्ण ऋतु में भी खाने पर सद्यः बलदायक (Instant energetic) होता है। यह लौह तत्व का अच्छा स्रोत है। अस्थि पोषक है तथा वजन बढ़ाने में अग्रणी होने से अल्पभार वाले कमजोर लोगों के लिए वरदान स्वरूप है।

    सर्दियों में 2-3 खजूर केसर, अदरक के साथ दूध में उबालकर रात को सोते समय लेना लाभप्रद है। उसी प्रकार गर्मियों में पानी में मुनक्का के साथ मथकर शर्बत (पानक) बनाकर लेना लाभप्रद है।

- **पक्व आम**–फलों का राजा माना गया है तथा हृदय एवं ग्रहणी रोगों में लाभप्रद है। पके हुए मीठे आम के साथ दूध पीना आयुर्वेद सम्मत है परंतु खट्टे आम के साथ दूध सर्वथा निषेध है अतः शेक आदि बनाते समय सावधानी रखनी चाहिए।

- **नारंगी**–वात शामक, क्षुधावर्धक, हृदय के लिए लाभप्रद तथा विटामिन सी का प्रचुर स्रोत है। इसे भोजन के 1/2 घंटे पूर्व खाना चाहिए जिससे भूख बढ़ती है।

- **सिंघाड़ा**–पचने में भारी, शीतवीर्य तथा कब्ज कारक होने कारण पानी में उबालकर लेना अधिक स्वास्थ्यप्रद होता है।

- **मुनक्का-अनार-आँवला**–प्रतिदिन सेवनीय फल है इनका वर्णन पूर्व में किया चुका है। प्रातःकाल अनार रस व्यायाम के 1/2 घंटे बाद, मध्याह्न भोजन में आँवला अचार तथा रात को दूध में मुनक्का उबालकर ले तो अन्य किसी Supplements की आवश्यकता नहीं रहेगी।

- **बादाम-अखरोट-पिस्ता** आदि मेवे पचने में भारी, गर्मी देने वाले, चिकनाई युक्त (Rich in omega 3) बलकारक, वातनाशक एवं वीर्य वर्धक है अतः इनका प्रयोग पाचन शक्ति सम्यक् होने की स्थिति (सर्दियों) में अवश्य करना चाहिए। उक्त सभी को रात में भिगोकर प्रातःकाल दूध के साथ सेवन उत्तम पौष्टिक योग है। सर्दियों में बादाम पाक का दूध के साथ सेवन विशेष गुणकारी है।

- **मुनक्का, खजूर, फालसा,** शहद तथा मिश्री से निर्मित पानक (शर्बत) सद्यः बल दायक होता है। इसमें कालीमिर्च, नींबू तथा अनार आदि अम्ल द्रव्य डालकर और अधिक रुचिकर भूख बढ़ाने वाला (Appetizer) तथा पौष्टिक बनाया जा सकता है। यह ग्रीष्म ऋतु में अधिक अनुकूल है।

- **चिरौंजी** में उक्त सभी गुण उपस्थित है परंतु यह उष्ण नहीं है अतः गर्मियों में दूध के साथ अवश्य प्रयोग करना चाहिए।

- **गुड़**–पचने में भारी होने कारण पाचक अग्नि को मंद करता है किंतु हरड़ तथा सौंठ के साथ प्रयोग करने पर अग्निवृद्धि करता है तथा शरीर का शोधन करते हुए विषाक्त तत्त्वों (Toxins) का बाहर निकालता है।

VIII. आहार को स्वादिष्ट एवं पाचक बनाने वाले महत्त्वपूर्ण मसाले

इनका भोजन निर्माण में उचित मात्रा में अवश्य प्रयोग करें।

- **सौंठ**–भूख बढ़ाने वाली, वीर्य वर्धक, गरम, हृदय के लिए हितकारी, रुचिवर्धक
- **पिप्पली**–गरम, वीर्यवर्धक

- **कालीमिर्च**–पचने में हल्की, रुचि कारक, अग्निवर्धक, कफ-वायुशामक
- **हींग**–अग्निवर्धक, वेदनाशामक, पाचक, गरम तासीर वाली
- **सैंधानमक**–रुचिकारक, अग्निवर्धक, नेत्रों के लिए हितकारी, मधुर रस (विपाक) होने से Acidity पैदा नहीं करता है।
- **कालानमक**–उष्ण, सुगंधित होने से रुचिवर्धक, कब्जनाशक, हृदय के लिए हितकर एवं डकार को शुद्ध करने वाला है।
- **धनिया**–रुचि कारक, अग्निवर्धक
- **जीरा**–रुचि कारक, अग्निवर्धक
- **मैथी बीज**–रुचि कारक, अग्निवर्धक
- **अजवायन**–रुचि कारक, अग्निवर्धक
- **लहसुन**–किञ्चिद क्षारयुक्त, हृद्य (हृदय के लिए गुणकारी), केश्य (बालों को बढ़ाने वाला), वृष्य (वीर्य बढ़ाने वाला), दीपन, पाचन एवं रसायन है।
- **प्याज**–रुचिवर्धक, वातनाशक

IX. अग्निवर्धक विभिन्न आहार कल्पनाएँ

भोजन की निम्न कल्पनाएँ (Recipies) बीमार लोगों के लिए लाभदायक है जिनकी अग्नि मंद या विषम हो। परंतु स्वस्थ व्यक्ति भी इनका सेवन करें तो ये स्वास्थ्य वर्धक है।

- **पेया (Soup)**–यह भूख बढ़ाने वाली, प्यास, ग्लानि (Nervousness) एवं दुर्बलता, उदररोग, ज्वर, प्रतिश्याय नाशक तथा पसीना लाकर शरीर में हल्कापन लाने वाली भोज्य कल्पना है।
    - जौ, बाजरा, गेहूँ के आटे को छाछ में पकाकर बनाई (कढ़ी की भाँति) से निर्मित पतली सूप कल्पना है जिसे राजस्थान में राबडी के रूप में बनाते हैं।
    - कई प्रकार की सब्जियों यथा घीया, चुकंदर, आंवला, पालक, अदरक आदि से बनाया गया सूप।
    - पतली मूंग दाल भी रोगी और स्वस्थ दोनों के लिए लाभदायक सूप कल्पना है।
- **मंड**–चावल का मांड - यह भूख बढ़ाने वाला, वायु को निकालने वाला, पसीना लाने वाला तथा सुपाच्य होता है।
- **लाजपेया**–धान की खील से बनाया हुआ सूप - परिश्रम करने से थके हुए व्यक्ति के लिए सद्यः तर्पण (Instant energy) के रूप में लाभदायक है।
- **लाजमंड**–धान की खील के मांड से बनता है। यह प्यास तथा अतिसार को शांत करता है।

उक्त सभी को पीपल, सौंठ, हींग, जीरा एवं खट्टे अनार आदि से संस्कारित करके अधिक रुचिकर एवं पाचक बनाया जा सकता है। ये सभी भोज्य कल्पनाएँ धातुओं को सम करने के कारण बालक, वृद्ध, स्त्री तथा छोटे बच्चों के लिए भी हितकर है।

- **सत्तू (Instant Energetic Natural drinks)**–जौ, चना आदि को भूनकर, उनके आटे में पानी मिलाकर यह शीतलपेय बनाया जाता है। उक्त द्रव्य रुक्ष (चिकनाई रहित) तथा वातवर्धक होते है अतः इसमें घी-शहद तथा मिस्री मिलाकर पीना चाहिए। इससे इसकी पौष्टिकता भी बढ़ जाती है। यह शीघ्र बलकारक (Instant Energetic) तथा प्राकृतिक द्रव्यों से निर्मित श्रेष्ट पेय है।

- **साबूत जौ तथा भूने जौ का मंड**–उदावर्त (गैस बनना) प्रतिश्याय, कास, प्रमेह, गले के रोगों को ठीक करता है।

X. विरुद्ध आहार विवेचन

परस्पर विपरीत रस (taste), गुण, वीर्य (Energy, Cold or hot in Nature) विपाक (Post digestive effect) वाले दो या अधिक भोज्य पदार्थों का एक साथ सेवन करने पर जठराग्नि मंद (overloaded) हो जाती है। जिससे खाये हुए पदार्थों का समुचित पाचन नहीं होता तथा आम (Toxins) की उत्पत्ति होती है। जो प्रारंभिक स्थिति में गैस, अपचन, विदाह (Fermentation, acidity), कब्ज आदि के रूप में अनुभव होती है। परंतु लंबे समय तक इनका सेवन किया जाए तो विषाक्तता के कारण अन्य कई रोगों जैसे–नपुंसकता, अंधापन, त्वचारोग (skin allergy), भगंदर (Fistula in ano), मूर्च्छा, रक्ताल्पता, सफेद दाग, ग्रहणी रोग, शोथ, एसीडिटी, ज्वर, जीर्ण प्रतिश्याय, तेजनाश, याददास्त कमजोर होना, मोटापा, जोड़ों का दर्द आदि की उत्पत्ति हो जाती है।

निम्न विरुद्ध आहार हैं। स्वस्थ रहने के लिए इनके सेवन से बचना आवश्यक है।

- दूध के साथ कुलत्थ दाल, कटहल या मछली का प्रयोग करना। दूध शीत वीर्य वाला है जबकि अन्य उष्ण वीर्य। यह रक्त को दूषित करता है।
- मूली, लहसुन, तुलसी आदि के बाद दूध का प्रयोग करने से कुष्ठ रोग उत्पन्न होता है।
- दूध के साथ किसी भी फल जैसे आम, करौंदा, बड़ी बेर, जामुन, इमली, कटहल, सेब, नाशपति, अनार, आँवला आदि का प्रयोग करना। अतः सभी प्रकार के Milkshake, Fruit cream आदि विरुद्ध आहार है।
- दूध के साथ मोठ, कुलत्थी, उड़द, सफेद सेम का सेवन करना।
- दूध के साथ खिचड़ी खाना।

- अम्ल रस वाले फलों से पूर्व या बाद में दूध का सेवन करना।
- दूध या चाय के साथ नमकीन खाना।
- दूध, दही, छाछ के साथ केला खाना। अग्नि मंद होकर आमोत्पत्ति के फलस्वरूप जुकाम, खाँसी तथा एलर्जी रोग हो जाते हैं।
- दूध के साथ खरबूजा या तरबूज खाना। यद्यपि ये सभी शीतवीर्य है परंतु दूध दस्तावर होता है जबकि खरबूजा और तरबूज मूत्रल होता है। पाचन में दूध को अधिक समय लगता है।
- दूध या खीर के साथ, दही की कोई सब्जी या दही भल्ले आदि खाना।
- दही को गरम करके खाना।
- दही के साथ उड़द की दाल, जैसे दही भल्ले खाना।
- घी और शहद का समान मात्रा में भोजन के रूप में सेवन नहीं करना चाहिए। औषध के साथ अल्प मात्रा में प्रयोग किया जा सकता है।
- शहद को गरम करके अथवा गरम वस्तु के साथ खाना मृत्यु कारक है। अतः यदि शरीर गर्म हो तो औषध रूप में भी शहद का प्रयोग नहीं करें; जैसे तेज ज्वर, अंशुघात (sunstroke) आदि रोगों में।
- मधु चाटकर गरम पानी पीना या पतला होने के लिए गरम पानी में शहद मिलाकर पीना। शरीर से चिकनाई का अधिक शोषण हो जाने से धमनी काठिन्य या संधिवात (Arthritis) आदि रोग देखें जा रहे हैं।
- गुड़ या मधु के साथ मूली का सेवन करना।
- गुड़ के साथ मधु खाना।
- शीतकाल में शीतल पेय, आइसक्रीम, भुने हुए चने, कार्न फ्लेक्स आदि तथा उष्णकाल में कटुरस तथा गरम स्वभाव वाले पदार्थ जैसे मद्य (शराब) का सेवन करना।
- भोजन के मध्य या बाद में कोल्ड ड्रिंक्स पीना या स्वीट डिश के रूप में आइसक्रीम खाना। इससे अग्नि मंद होती है।
- खट्टे-मीठे फलों को एक साथ खाना। अतः फ्रूट चाट की अपेक्षा फलों को पृथक्-पथक् खाना ही स्वास्थ्य प्रद है।
- कच्चे फल (Raw) तथा पके (Cooked) फल एक साथ खाना। यदि लंच में सलाद खाने की आदत हो तो भोजन से पूर्व ही खाना चाहिए।
- खीरे के सलाद पर नींबू निचोड़ कर खाना।
- उड़द, सरसों शाक, स्वभाव से ही विरुद्ध होने से दोष प्रकोपक माने जाते हैं।
- मांस के साथ मधु, तिल, गुड़, दूध, उड़द, मूली, अंकुरित धान्य आदि किसी का प्रयोग करना। पाचन संबंधी सभी रोग पैदा हो सकते हैं।

- मूली के साथ उड़द की दाल खाना।
- मक्खन के साथ मूली की सब्जी खाना।
- सत्तू का रात्रि में व वर्षा ऋतु में सेवन करना।
- सरसों तेल में भूनी मछली व सूखा मांस का प्रयोग करना।
- घृत तेल चिकनाई युक्त पदार्थों का सेवन करके शीतल जल का सेवन करना।
- कई धान्यो (Multigrains) को मिलाकर एक साथ खाना।

XI. रसायन विवेचन

रस, रक्त, मांस, मेद, अस्थि, मज्जा और शुक्र, ये सातों शरीर को धारण (Maintain) करते हैं। अतः इन्हें धातु कहा जाता है। इनके प्राकृत स्थिति में रहने से ही मनुष्य स्वस्थ रह सकता है। इन प्रशस्त रस आदि धातुओं के संवर्धन के उपाय को ही आयुर्वेद में रसायन कहा गया है। जिन औषध एवं आहार द्रव्यों के प्रयोग से शरीर के आधारभूत सप्त धातुओं की गुणात्मक वृद्धि होती है। वे रसायन द्रव्य कहलाते है। वैज्ञानिक भाषा में इन्हें एण्टीऑक्सीडेन्ट्स कहा जा सकता है।

रसायन द्रव्य वयःस्थापन यानी आयु को स्थिर करने वाले, आयु-मेधा-बल बढ़ाने वाले तथा रोग निवारण में समर्थ माने गए हैं। ये द्रव्य शरीर को उच्चस्तरीय पोषण प्रदान करते है। अतः इनका नियमित सेवन का विधान मिलता है। रोग प्रतिरोधक क्षमता में वृद्धि होने से लोग बार-बार रोगग्रस्त नहीं होते। जठराग्नि वर्धक होने से समस्त जैविक क्रियाओं का संपादन अनुकूल बनाते हुए नियमित रूप से शरीर का शोधन (Detoxification) करते है। जिससे बल-वर्ण-ओज से संपन्न बनता है।

ये द्रव्य सभी प्राकृत गुणों से युक्त होकर जठराग्नि एवं धात्वग्नियों (मेटाबॉलिज्म) को बलवान बनाते हुए रस रक्तादि धातुओं की वृद्धि करते हैं जो चिर स्थायी आरोग्य एवं बल प्रदान करते हैं। ये द्रव्य स्रोतों (channels) को शुद्ध करते हुए रस के वहन को सुचारू बनाते हैं तथा रक्तादि आगे के सभी धातुओं की पुष्टि करते हैं। बाल्यकाल से मध्यम आयु (60 वर्ष) तक रसायन सेवन को अत्यावश्यक माना गया है।

XII. एकाग्रता एवं स्मरण शक्ति बढ़ाने के लिए मेध्य रसायन प्रयोग

जो द्रव्य मेधा (स्मरण) शक्ति को बढ़ाते है वे मेध्य रसायन कहलाते है। ये द्रव्य मस्तिष्क स्थित सूक्ष्म नाडी तंतुओं (Neurons) को बलवान बनाते है जिससे याददास्त में वृद्धि होती है, मानसिक एकाग्रता बढ़ती है, चित्त शांत रहता है, प्रगाढ़ निद्रा आती है। जिससे डिप्रेशन, मानसिक तनाव, डिमेंशिया, हृदयरोग एवं मधुमेह आदि रोगों से बचाव होता है।

XIII. बालकों को ओजस्वी, बुद्धिमान एवं निरोगी बनाने के लिए बाल रसायन

बालकों के सुंदर, सुखद, ओजस्वी एवं सफल जीवन की आधार शिला के रूप में बाल रसायनों का प्रयोग अवश्य करें। वैज्ञानिक अध्ययन बताते हैं कि बालकों के 80% मस्तिष्क का विकास 2 वर्ष तक पूर्ण हो चुका होता है। अतः रसायन के रूप में विशिष्ट पोषण के लिए यह समय महत्त्वपूर्ण है।

रसायन प्रयोग–

- ठंडा पानी, दूध, मधु एवं घी में से एक-एक, दो-दो या एक साथ सभी का प्रयोग प्रातःकाल करने वाला व्यक्ति जीवनपर्यंत स्वस्थ रहता है।
- दूध-घी का प्रयोग हमेशा पर्याप्त मात्रा में करना चाहिए।
- गिलोय, हरड़, आँवला, शतावरी, ब्राह्मी, पुनर्नवा आदि द्रव्यों का पृथक-पृथक, दो-दो या एक साथ सभी का मिलाकर पानी या दूध के साथ नियमित प्रयोग करना चाहिए। ये सभी द्रव्य वयः स्थापक (Rejuvenators) माने गए है जो बुढ़ापा (Aging) को रोकते है।
- आधा से एक चम्मच त्रिफला का प्रयोग शहद-घी के साथ रात्री में नियमित करना चाहिए। यह मल के साथ शरीर के विषाक्त तत्त्वों को बाहर निकालता है। स्मृति वर्धक, बल तथा नेत्रों के लिए हितकर है।
- आयुर्वेद ग्रंथों में उम्र के अनुसार रसायन का प्रयोग निम्न प्रकार से बताया है–

उम्र	रसायन द्रव्य
1-10 वर्ष	वचा, स्वर्ण भस्म
11-20 वर्ष	बला, अतिबला
21-30 वर्ष	आँवला, लौहभस्म
31-40 वर्ष	शंखपुष्पी
41-50 वर्ष	ज्योतिष्मति
51-60 वर्ष	ज्योतिष्मति
61-70 वर्ष	अश्वगंधा

- **मेध्य रसायन**–शंख पुष्पी, ब्राह्मी, गिलोय, मुलेठी, जटामाँसी, वचा, अश्वगंधा आदि मेध्य रसायन माने गए है। इनका प्रयोग चूर्ण या स्वरस (Juice) के रूप में पानी या दूध अथवा मधु-घृत के साथ प्रातः सायं निरंतर करना चाहिए। ये सभी द्रव्य स्मृतिवर्धक है तथा मन को शांत एवं एकाग्र करने में अचूक है। विद्यार्थी एवं बौद्धिक कार्यशील लोगों को इनका नियमित सेवन अवश्य करना चाहिए।
- च्यवनप्राश एवं ब्रह्म रसायन श्रेष्ठ रसायन माने गए है। ये बाजार में आराम से उपलब्ध है तथा इन्हें चिकित्सीय परामर्श के बिना भी प्रयोग किया जा सकता

हैं। च्यवनप्राश 1 चम्मच प्रातः दूध से तथा ब्रह्मरसायन 1 चम्मच रात्री में दूध से प्रयोग करना चाहिए।

- आँवला, पीपल, शतावरी, गिलोय, शंखपुष्पी, ब्राह्मी, मुलेठी, अश्वगंधा इनका प्रयोग पृथक-पृथक या एक साथ सुविधानुसार घी, मधु, दूध या पानी के साथ करना चाहिए।

- ब्राह्मी, अश्वगंधा आँवला, गिलोय का मिश्रण 1 चम्मच प्रतिदिन प्रातः सायंकाल सेवन से मानसिक तनाव, मनो अवसाद, शारीरिक कमजोरी दूर करके प्रगाद निद्रा देता है जिससे स्मृति एवं एकाग्रता में वृद्धि होती है।

अग्नि पुराण में निम्न रसायन योगों का वर्णन मिलता है–

- – त्रिफला, पिप्पली, सौंठ तथा शतावरी चूर्ण का प्रयोग दूध या गर्म जल से करे।

- – बालकों को वचा का प्रयोग दूध, घृत अथवा तेल के साथ तथा शालि चावल और शंखपुष्पी का दूध के साथ सेवन करना चाहिए। यह बालकों की शारीरिक वृद्धि एवं मानसिक विकास (Growth & development) के लिए उत्तम है। यह रोग प्रतिरोधक क्षमता, स्मरणशक्ति तथा सौंदर्य में वृद्धि करता है।

- – दीर्घायु प्राप्त करने के लिए रात्री में मधु एवं घृत का सेवन करना चाहिए।

- – हरड़, चित्रक, सौंठ, गिलोय एवं मुसली का चूर्ण गुड़ के साथ खाने से व्यक्ति सदा निरोगी रहता है।

- – शर्करा-सैंधा नमक एवं सौंठ के साथ हरड़ प्रतिदिन सेवन करने वाला मनुष्य शतायु होता है।

- – एक मास तक बिल्ब तेल का नस्य लेने से पाँच सौ वर्ष तक की आयु प्राप्त होती है।

- – खाण्ड (देशी चीनी) युक्त गाय का दूध नियमित सेवन करने वाला व्यक्ति शतायु होता है।

- – अश्वगंधा एवं त्रिफला, शर्करा तथा घृत के साथ सेवन करने से आयु वृद्धि होती है।

- – त्रिफला, पिप्पली, सौंठ का सतत् प्रयोग करने से मनुष्य 300 वर्ष तक जीवित रहता है।

- – सफेद पेठे 1 पल (लगभग 50 ग्राम) दूध-घी तथा मधु के साथ एक मास तक प्रयाग करने से मनुष्य दीर्घायु प्राप्त करता है।

- उम्र के अनुसार रोग प्रतिरोधक क्षमता वृद्धि के लिए निम्न रसायनों का प्रयोग करना चाहिए–

(1 वर्ष से 16 वर्ष तक)	–	बला-अतिबला
(17 वर्ष से 30 वर्ष)	–	अर्जुन
(31 वर्ष से 60 वर्ष)	–	अश्वगंधा
(61 वर्ष के बाद)	–	ऑवला
सभी आयु वर्ग	–	तुलसी

- शारीरिक अंगों के संरक्षण एवं संवर्धन के लिए अनुकूल रसायन द्रव्य–

  - **मस्तिष्क-स्मृति के लिए (मेध्य रसायन)**
    (1) शंख पुष्पी
    (2) मण्डूक पणी
    (3) ब्राह्मी
    (4) वचा
    (5) ज्योतिष्मति
    (6) गुडूची

  - **हृदय के लिए श्रेष्ठ रसायन–**
    (1) अर्जुनत्वक
    (2) गुग्गुलू
    (3) पुष्कर मूल
    (4) कुष्ठ

  - **श्वसन संस्थान के लिए अनुकूल रसायन–**
    (1) हरिद्रा
    (2) वासा
    (3) मुलेठी
    (4) शिरीष

  - **आमाशय के लिए प्रभावी रसायन–**
    (1) आमलकी रसायन
    (2) भृंगराज
    (3) शतावरी

  - **यकृत के लिए लाभदायक रसायन–**
    (1) भूम्यामलकी
    (2) पिप्पली
    (3) कालमेघ
    (4) कुटकी

- **अन्नवह संस्थान के लिए श्रेष्ठ रसायन–**
  - (1) बिल्व
  - (2) हरीतकी
  - (3) कुटज
- **अग्न्याशय के लिए श्रेष्ठ रसायन–**
  - (1) तेजपत्र
  - (2) जामुन
  - (3) विजयसार
  - (4) करेला
  - (5) चिरायता
- **मूत्रवह संस्थान के लिए प्रभावी रसायन–**
  - (1) पुनर्नवा
  - (2) गोक्षुर
  - (3) वरूण
- **प्रजनन संस्थान के लिए उपयोगी रसायन–**
  - (1) पुरुष- • कपिकच्छु
    - • अश्वगंधा
  - (2) स्त्री– • शतावरी
    - • अशोक

- **रोगानुसार श्रेष्ठ रसायन द्रव्य–**

– दृष्टिमांद्य	ज्योतिष्मति, त्रिफला, मधुयष्टि
– त्वक् रोग	विडंग, तुवरक, भल्लातक
– राजयक्ष्मा (TB)	पिप्पली, लहसुन, नागबला, शिलाजीत
– श्वास	अगस्त्य रसायन, च्यवनप्राश
– मधुमेह	शिलाजीत, हल्दी, ऑंवला
– हृदयरोग	शालपर्णी
– गुल्म एवं ग्रहणी रोग	पिप्पली, भल्लातक
– रक्ताल्पता	लौह भस्म, ऑंवला
– वातव्याधि	लहसुन, गुग्गुलू, बला, नागबला
– मेदोरोग (मोटापा)	गुग्गुलू, हरीतकी
– उच्चरक्त चाप	रास्ना, बला, ब्राह्मी, शंखपुष्पी, अश्वगंधा, गिलोय, मुलेठी
– निम्न रक्त चाप	कस्तूरी, कुचला
– एलर्जी	हल्दी को घी में भूनकर

- **लहसुन का घृत**-मधु एवं दूध के साथ प्रातःकाल प्रयोग कोलेस्ट्रोल' को सामान्य स्थिति में लाता है। इसे कई अन्य रोगों में भी लाभप्रद बताया गया है।
- **तुलसी-अदरक-काली मिर्च चाय**-सभी प्रकार के ज्वर एवं प्रतिश्याय में लाभप्रद है।
- **गिलोय-सौंठ**-क्वाथ के रूप में सभी प्रकार के ज्वरों में लाभप्रद है।
- **तुलसीपत्र, जटामाँसी तथा अश्वगंधा**-चूर्ण दूध या गर्म पानी से लेने पर रक्तचाप को सामान्य करता है।
- चौथाई से आधा चम्मच दालचीनी का चूर्ण शहद के साथ प्रातः खाली पेट सेवन करने से कोलेस्ट्रोल (LDL) नियंत्रित रहता है। जिससे हृदय रोगों से बचाव होता है।

बालकों में रसायन प्रयोग-आयुर्वेद में जन्म से 16 वर्ष पर्यन्त बाल्यावस्था मानी गई है। इस अवस्था में शरीर की धातुएँ अपरिपक्व होती है। शरीर कोमल, रोग सहने में असमर्थ तथा बल-वर्ण से कमजोर होता है। रोग प्रतिरोधक क्षमता अल्प होने से अनेकानेक रोगों से ग्रस्त होने की संभावना अधिक रहती है। इस वैज्ञानिक तथ्य को दृष्टिगत रखते हुए आयुर्वेदाचार्यों ने विशिष्ट पोषण हेतु अनेक उपाय बताए हैं जो बालकों को बलवान बनाते हुए रोग प्रतिरोधक क्षमता में वृद्धि करते हैं। इन्हें बाल रसायन के नाम से जाना जाता है।

प्राशन-नवजात को सर्वप्रथम शहद तथा घी चटाना चाहिए जिसे प्राशन कहा जाता है। तत्पश्चात् यथासंभव शीघ्रातिशीघ्र माता का दूध पिलाना प्रारंभ कर देना चाहिए। व्यावहारिक दृष्टि से यह विधान बालक के लिए आवश्यक प्रारंभिक पोषण की पूर्ति करता है, क्योंकि मधु ग्लूकोज तथा प्रोटीन का प्रचुर स्रोत है और घी आवश्यक पर्याप्त ऊर्जा बालकों को उपलब्ध करा देता है। यह बालक के पोषण की दृष्टि से मील का पत्थर सिद्ध होती है।

फल प्राशन-पाँच मास तक पूर्णतः माता के दूध के सेवन के बाद आचार्यों ने फल प्राशन का विधान किया है। इसमें धार्मिक अनुष्ठान के साथ शिशु को फलों का रस पिलाया जाता है ताकि बढ़ते हुए बालक को अतिरिक्त विटामिन्स तथा लौह आदि सूक्ष्म पोषक तत्त्व पर्याप्त मात्रा में मिले।

बालक के एक वर्ष का होने पर अन्न प्राशन संस्कार किया जाना चाहिए। इस संस्कार के बाद बालकों को अन्न का सेवन प्रारंभ कराया जाता है, जो बालक की उचित विकास के लिए आवश्यक है।

लेहन-बालकों के स्वास्थ्य संवर्धन हेतु औषधियों को चटाना लेहन कहा जाता है।

बालरोग के आधार ग्रंथ कश्यप संहिता में इस हेतु एक अलग अध्याय का उल्लेख मिलता है। बालकों की मेधा, बुद्धि, शरीर एवं रोग प्रतिरोधक क्षमता की वृद्धि के लिए अनेक लेहन योगों का वर्णन किया है जिनमें स्वर्ण प्राशन महत्त्वपूर्ण है।

स्वर्ण प्राशन–मधु एवं घृत में स्वर्ण शलाका को घिसकर बालक को चटाना, स्वर्ण प्राशन कहलाता है। इससे स्मृति, बुद्धि तथा बल बढ़ता है तथा आयु की वृद्धि होती है। इसका एक मास तक लगातार प्रयोग करने से बालक बुद्धिमान तथा लगातार छह मास तक प्रयोग करने से बालक श्रुतधर (सुना हुआ कंठस्थ करने वाला) हो जाता है। ऐसा आचार्य कश्यप का मत है।

इसी निर्देश को ध्यान में रखकर आजकल कई स्थानों पर स्वर्ण बिंदुप्राशन नाम से लेहन किया जाता है। यह पुष्य नक्षत्र में किया जाता है। इसका निर्माण निम्न प्रकार से करना चाहिए–

स्वर्ण बिंदु प्राशन–

- स्वर्ण भस्म 100 मिली ग्राम
- बचा
- गुड़ूची
- मुलेटी
- ब्राह्मी

  प्रत्येक 2.5 ग्राम (घनसत्व)
- मधु–250 ग्राम
- गौघृत–125 ग्राम

उक्त सभी को मिलाकर घोटकर पेय के रूप में ड्रोपर युक्त छोटे पात्र में एकत्र कर लें। मात्रा–4 बूंद प्रतिमास, पुष्य नक्षत्र में, 6 मास तक। अथवा 2 बूंद प्रतिदिन प्रातः दूध के साथ।

ब्राह्मी, मंडूकपर्णी, त्रिफला, चित्रक, वचा, शंखपुष्पी, शतावरी, दंती, नागबला, निशोथ, में से कोई एक मधु और घृत के साथ प्रयोग करने से बालक शारीरिक रूप से स्वस्थ रहता है तथा बुद्धि का विकास होता है।

बाल रसायन का महत्त्व–यहाँ स्वर्ण जीवाणुरोधी (Anti Microorganism, Anti occident) है तथा संक्रमण को रोकता है। मधु, परागयुक्त होने से ऐसे बालकों को व्याधि क्षमत्व प्रदान करता है जिन्हें पराग से एलर्जी होती है।

मधु एवं घृत सम मात्रा में विरुद्ध माने गए हैं जिससे बालक में अनुर्जता (एलर्जी) के विरुद्ध प्रतिरोधी तंत्र (Immunity) उत्पन्न हो जाती है। मधु में हरमिन नामक तत्त्व होता है जो प्राण वह संस्थान के रोगों के प्रति प्रतिरोधी क्षमता विकसित करता है। घृत उच्च्य पोषक तत्त्वों से युक्त है जो बालक को उष्मा तथा ऊर्जा देता है। जो तापमान नियंत्रण करने में सहायक है।

सामान्यतः बालक माता के दूध या अन्य स्तन्य के रूप में केवल मधुर रस ही प्राप्त करता है जो कि आयुर्वेद सिद्धांत से उचित नहीं क्योंकि एक रस का सेवन दुर्बलता का कारण माना गया है। इन लेहन द्रव्यों के माध्यम से बालक को अन्य रसों की भी प्राप्ति हो जाती है। जो पोषण की दृष्टि से समीचीन है।

XIV. दिनचर्या के विविध उपक्रम

स्वास्थ्य संरक्षण एवं संवर्धन हेतु आयुर्वेद सम्मत स्वस्थ जीवन शैली के रूप में निम्न बातों को अवश्य अपनाएँ–

- **निद्रात्याग-शयन-प्रातः** ब्रह्ममुहूर्त (4-5 बजे के बीच) में निद्रात्याग तथा रात्रि 10 बजे तक शयन स्वस्थ जीवन के लिए प्रथम सोपान है। (early to bed early to rise)

- **नस्य प्रयोग**–प्रातःकाल तिल तेल, सरसों तेल या बाजार में उपलब्ध अणु तेल की ड्रोपर से 6-6 बूँद नाकों में डालनी चाहिए। इससे नेत्र ज्योति, स्मरण शक्ति, श्रवण शक्ति तथा घ्राण शक्ति बढ़ती है। समय के अभाव में यह प्रयोग अँगुली से भी किया जा सकता है।

- **तेल गण्डूष**–प्रातःकाल तेल का कुल्ला धारण करने से मुखगत रोग तथा दंतगत रोगों से छुटकारा मिल जाता है। इससे मुँह तथा जबड़ो (Gums) का स्नेहन (oleation) तथा मालिश हो जाती है। यह प्रयोग सप्ताह में 2 बार अवश्य करें।

- **शिरोऽभ्यंग (सिर में तेल लगाना)**–स्नान के बाद हमेशा बाल सूखने पर सिर में तेल की मालिश अवश्य करनी चाहिए। इससे केश दृढ़ होते है तथा प्रगाढ़ निद्रा आती है जो मानसिक-शारीरिक स्वास्थ्य के लिए आवश्यक है।

- **कर्णपूरण (कान में तेल डालना)**–प्रतिदिन संभव नहीं हो तो सप्ताह में 1-2 बार दोनों कानों को तेल (साफ तिल तेल) से तृप्त कर दे तथा 10 मिनट तेल धारण करे। इससे श्रवण शक्ति बढ़ती है तथा बुद्धि एकाग्र होती है।

- **अभ्यंग (तेल मालिश)**–तिल या सरसों तेल से मालिश करने से रक्त संरचण बढ़ता है जिससे मांसपेशियाँ मजबूत होती है। इससे निरंतर कार्यशील रहने की क्षमता बढ़ती है। प्रातः काल नियमित मालिश करनी चाहिए।

- **पादाभ्यंग (पैरों के तलुओं की मालिश)**–रात्री में सोते समय पैरों को ठंडे पानी से धोकर तलुवों में तेल से मालिश करनी चाहिए। इससे नेत्र ज्योति, स्मरण शक्ति, एकाग्रता बढ़ती है तथा गहरी निद्रा आती है।

- **व्यायाम**–व्यायाम के लिए प्रातःकाल का समय अनुकूल होता है। अपनी क्षमता से अधिक व्यायाम कदापि नहीं करें। आधा घंटा प्रतिदिन पर्याप्त है।

- प्रातः एवं सायंकाल आँखों को सामान्य पानी से छींटेमार कर प्रक्षालन करें।

- रात को त्रिफला (हरड़, बहेडा, आँवला) का यव कुट (मोटा, दरदैरा कूटा हुआ) चूर्ण चौथाई चम्मच 1 कप पानी में भिगोकर रखे उसे प्रातः मसलकर साफ कपड़े से सूक्ष्म छान कर नेत्र प्रक्षालन करें।

XV. आयुर्वेद सम्मत आदर्श दिनचर्या-खानपान तालिका

- प्रातः निद्रा त्याग-ब्रह्ममुहूर्त्त (4-5 बजे)
- उषापान
- दंतधावन
- आदत हो तो-ग्रीन टी/नींबू चाय
- मलत्याग–
- 1/2-1 चम्मच शहद चाटना
- अभ्यंग (Oil Massage)
- भ्रमण-व्यायाम
- नस्य (नाक में तेल डालना)
- स्नान–
- प्राणायाम, ध्यान, पूजा

स्वल्पाहार सर्दियों में (अक्टूबर से मार्च)–
- गाजर/गेहूँ/बादाम का हलुआ या
- रसायन प्रयोग-च्यवनप्राश आदि या
- पाक कल्पनाएँ
- बादाम 4, अखरोट 1 (भीगी हुई), मुनक्का 10 दूध के साथ

स्वल्पाहार गर्मियों में (अप्रेल से सितम्बर)
- बादाम 4, अखरोट 1 (भीगी हुई), मुनक्का-10
- दलिया/खिचड़ी-घृतयुक्त
- दूध-इलायची-चिरौंजी युक्त

मध्याह्न भोजन (12 NOON)
- चावल, चपाती
- दाल
- हरी सब्जी, पत्तेदार सब्जी
- सलाद-छोटी मूली
- अचार-आंवला
- छाछ (जीरा-काला नमक युक्त)

चाय (3-30-4 P M)
- दूध वाली चाय

रात्रि भोजन (Dinner)–
- सूप
- चपाती
- हरी सब्जी
- पापड़
- अचार (अदरक, लहसुन, काला नमक, कालीमिर्च)

दूध (Bedtime)
- मुनक्का डालकर उबाला हुआ, सर्दियों में केशर युक्त
- त्रिफला, हरड़ आवश्यकतानुसार

मन एवं आत्मशक्ति का जागरण

आप स्वयं में निहित असीम शक्ति को जागृत कर जीवन की सतत् प्रगति का मार्ग खोल सकते हैं। यह अध्याय जीवन की प्रगति, निर्माण एवं अद्भुत उत्थान में आपका सहयोगी बनेगा। इस अध्याय में विभिन्न प्रयोगात्मक अभ्यासों को प्रस्तुत किया गया है। यदि आप एक-एक अभ्यास को चिंतनपूर्वक पढ़कर उनका दैनिक जीवन में प्रयोग करेंगे, तो निश्चित ही आप में मनोआत्मिक शक्ति का संचार होगा तथा आप अपने जीवन को मनोवांछित दिशा, गति एवं दशा में रूपांतरित कर सकेंगे। आइए पढ़ें और प्रयोग करें।

I. मन की शक्ति एक चमत्कार

II. मन, विचार और काया

III. अवचेतन मन की चमत्कारिक ऊर्जा

IV. मनोबल और सफलता का संबंध

V. शक्तिशाली मन बना देगा आपको धनवान

VI. आत्मबल ही वास्तविक बल

VII. लक्ष्य तक कैसे पहुँचें?

अभ्यास–I

I. मन की शक्ति एक चमत्कार

"जो व्यक्ति आत्मविश्वास से अपने सपनों को साकार करने में जुट जाता है तथा अपने सपनों के अनुसार दृढ़ता से जीवन जीने की कोशिश करता है, उसे सफलता अवश्य प्राप्त होती है।"

बहुत से लोग कहते हैं कि हमने तो दवाई करके देख ली, जब उससे हम ठीक नहीं हुए तो यह मन की शक्ति हमें कैसे कोई चमत्कार दिखा सकती है? मन की शक्ति से हम कैसे स्वयं को स्वस्थ कर सकते हैं?

आपने देखा होगा कि जब हम किसी व्यक्ति को कोई दुःखद समाचार सुनाते हैं, तो उसका प्रभाव तुरंत ही सामने वाले के चेहरे पर दिखाई देता है, वहीं दूसरी ओर जब हम कोई खुशी की बात सुनाते हैं तो उसका भी प्रभाव सामने वाले पर मुस्कान के रूप में तुरंत दिखाई दे जाता है, अतः स्पष्ट है कि एक विचार ही हमारे लिए स्वभाव में परिवर्तन करने के लिए काफी होता है।

हमारे विचारों से ही एक संसार बनता है, जिसे हम विचारों का संसार कहते हैं। इन विचारों के संसार का ही रूप हमें अपने बाहरी संसार में भी दिखता है, यानि हमारे बाहरी संसार का जो स्वरूप हमें दिखाई दे रहा है, उसका निर्माण हमने स्वयं किया है।

अब सवाल उठता है कि मन को स्वस्थ रखने से क्या शरीर की कमियाँ दूर हो सकती हैं? हम बता दें कि हमारे शरीर में जो रसों की रचना होती है, उनका आधार विचार ही होते हैं।

आप देखते हैं कि घर में बिजली का एक नियंत्रण बोर्ड होता है, ऐसे ही कई घरों की बिजली एक जगह (बिजली घर) से आती है, फिर पूरे शहर की बिजली भी किसी एक जगह से ही आती है और फिर कई शहरों की बिजली भी एक ही स्थान से आती है। इस प्रकार शरीर का तारों का पावर हाउस भी हमारा मस्तिष्क होता है और हमारा यह मस्तिष्क हमारे विचारों के आधार पर कार्य करता है, इसीलिए जब हमारा मन शक्तिशाली होता है तो हमारा शरीर स्वस्थ रहता है। मन की शक्ति ज्यादा होती है तो हमारा मस्तिष्क भी शक्तिशाली होता है।

अतः बीमार होना या न होना भी हमारे हाथ में ही होता है। दरअसल, हमारे नकारात्मक विचार ही हमारी प्रतिरोधक क्षमता को घटा देते हैं, जिसके कारण हम बीमार हो जाते हैं, वहीं दूसरी ओर सकारात्मक विचार हमारे मन की शक्ति को सुदृढ़ कर देते हैं, जिससे उसमें नियंत्रण शक्ति बढ़ जाती है और हम स्वस्थ रहते हैं।

अब यदि आपने स्वयं को स्वस्थ और शक्तिशाली बनाना है तो तन के रोगों के कारण मन को रोगी बनाने से आपको रोकना होगा।

🙏 **चलें अभ्यास की ओर**—इसके लिए सबसे पहले आँखें बंद करके लंबी-गहरी साँस *लीजिए और स्वयं से बातें कीजिए कि मैं एक संपूर्ण स्वस्थ आत्मा हूँ। मैं निरोगी हूँ, मुझे कोई भी रोग परेशान नहीं कर सकता है। मुझमें बहुत शक्ति है, जिससे मैं स्वयं को स्वस्थ रखता हूँ।*

स्वास्थ्य और सफलता का आपस में संबंध होता है, बिना स्वास्थ्य के प्रथम तो सफलता प्राप्त नहीं होती, और यदि सफलता मिल भी जाए तो उस सफलता के कोई मायने नहीं, क्योंकि जब इंसान के पास सब कुछ हो, लेकिन कुछ भी खाने की इजाजत न हो तो उस धन का क्या लाभ? इसलिए आपको चिंता और नकारात्मक विचारों को त्याग देना चाहिए तथा योग के रूप में अनोखी निधि को अपनाकर आप स्वस्थ रह सकते हैं।

"अपनी शक्ति पर विश्वास रखना ही शक्तिवान होना है।"

अभ्यास–II

II. मन, विचार और काया

**"यदि मैं आश्वस्त हूँ कि मैं यह कर सकूँगा, तो मैं अवश्य ही
इसे करने की शक्ति प्राप्त करूँगा, चाहे शुरुआत में
मेरे पास यह न भी हो।"**

अब तक आपने मनोबल के बारे में जाना है, लेकिन अब हम बताएँगे कि हमारे मन की गतिविधियाँ आपके शरीर को किस प्रकार प्रभावित करती हैं, अर्थात् हमारे मन का हमारे शरीर से क्या संबंध है? यानि यदि हम अपने शरीर को स्वस्थ रखने का प्रयास कर लें तो मन इस दिशा में क्या भूमिका निभाएगा? दरअसल, हमारे मन से ऊर्जा निकलती ही रहती है। एक चुंबक से भी तरंगें निकलती रहती हैं, जिन तरंगों से चुंबक लोहे को अपनी ओर आकर्षित करती है।

दरअसल, हमारे विचार ही हमारे मन की शक्ति होते हैं। इसका उदाहरण हमें करीब रोज ही तब मिल जाता है, जब हम किसी व्यक्ति को दिल से याद करते हैं, तो वह व्यक्ति हमारे पास आ जाता है। वास्तव में हमारे एक विचार में एक परमाणु बम से भी ज्यादा शक्ति होती है।

दरअसल, जब हम कुछ भी सोचते हैं तो हमारे मस्तिष्क के पिट्यूटरि ग्लैंड में एक रस की रचना होती है और उससे हमारे शरीर में कुछ न कुछ बदलाव आता है। मस्तिष्क में जो न्यूरो कोशिकाएँ होती हैं, वे हमारे सोचने के आधार पर ही कार्य करती हैं।

आपने ध्यान दिया होगा कि जब हम किसी पर गुस्सा करते हैं तो तुरंत हमारे चेहरे पर एक बदलाव आ जाता है और हमारा रक्तचाप भी तेज हो जाता है। ऐसा इसलिए होता है, क्योंकि शरीर में न्यूरोपेपटिस बनते हैं, और पूरे शरीर को सँभालते हैं, वे हमारे विचारों से ही बनते हैं।

जरा सोचिए कि हमारे विचार हमारे शरीर को स्थिर रखने में कितनी अहम भूमिका निभाते हैं। वास्तव में एक दिन में हम लगभग 30-35 हजार विचार अपने मन में उत्पन्न करते हैं, तो ध्यान दीजिए कि इन विचारों का कोई न कोई प्रभाव तो हमारे शरीर पर पड़ता ही होगा।

आपने अक्सर ध्यान दिया होगा कि जब आप चिंता में डूबे होते हैं तो आपको भूख नहीं लगती है, नींद नहीं आती है, जिससे शरीर पर बुरा प्रभाव पड़ता है। ऐसे ही बुरी घटनाओं को याद करके भी हम स्वयं के मन को एक तरह का धीमा जहर ही दे रहे होते हैं।

अब सवाल आता है कि मन की शक्ति से शरीर को स्वस्थ कैसे रखें?

दरअसल, यदि हमें अपने शरीर को स्वस्थ रखना है तो हमें अपने मन को भी शांत रखना होगा और मन तब तक शांत नहीं होगा, जब तक हमारे मन में स्थिरता नहीं होगी।

अब सवाल आता है कि मन को शांत कैसे बनाएँ?

दरअसल, लोगों को भी अनुभव होता है कि जब विचारों की मात्रा बढ़ जाती है तो वे बोझ बन जाते हैं। कई बार हम इस बोझ को सह ही नहीं पाते और अपना शरीर दीवार में मारने लगते हैं। कई बार हम ये भी तय नहीं कर पाते कि आखिर अब हम करें क्या? ऐसा भी होता है कि कई बार गुस्से में हम सामने वाले को गलत भी बोल देते हैं, जिससे बाद में हमें पछतावा भी होता है।

योगाभ्यास के लिए इन सभी क्रियाओं का अभ्यास आवश्यक है, तभी हम अपने शरीर को योग के लिए पूर्ण रूप से तैयार कर सकेंगे तथा पूर्ण रूप से स्वास्थ्य लाभ प्राप्त कर सकेंगे।

चलें अभ्यास की ओर—इन नकारात्मक भावों को नष्ट करने के लिए सबसे पहले अपनी आँखें बंद करके लंबी-गहरी साँस लीजिए और अपने शरीर को शांत कीजिए, अब विचार कीजिए कि मैं एक पवित्र आत्मा हूँ, इस शरीर की भृकुटी में चमकता हुआ एक हीरा हूँ, हीरे पर पड़ने वाली सूरज की किरणों की भाँति ही मुझ पर भगवान शिव की पवित्र किरणें पड़ रही हैं और मुझसे ये किरणें पूरे संसार पर पड़ रही हैं। मुझसे इस संसार में चारों ओर सुख, शांति, पवित्रता, आनंद, प्रेम तथा ज्ञान की किरणें सब ओर पड़ रही हैं।

बस यही अभ्यास 10-12 बार दिन में करने से आप निश्चय ही नकारात्मक भावनाओं से छुटकारा पाकर मन की शक्ति और शारीरिक स्वास्थ्य प्राप्त कर लेंगे।

"अस्थिर श्वास मन को चंचल बनाती है,

परंतु शांत श्वास मन में स्थिरता लाती है।"

अभ्यास–III

III. अवचेतन मन की चमत्कारिक ऊर्जा

"हृदयकमल से श्रेष्ठ कोई फूल नहीं,
प्रभु को अर्पण करने के लिए।"

हमारा मन एक शक्तिशाली चुंबक की तरह होता है, जो चीजों को अपनी ओर आकर्षित करता है, अर्थात् जैसा हम सोचते हैं, वैसे ही हम वस्तुओं आदि को आकर्षित होता हुआ पाते हैं, लेकिन अच्छा या बुरा सोचने का निर्णय हमारा होता है, इसे ही मन की शक्ति कहते हैं। आपने देखा होगा कि बहुत से लोग बड़ी से बड़ी समस्याएँ आने पर भी नहीं घबराते और कुछ लोग छोटी-छोटी बातों को भी पहाड़ समझ लेते हैं।

दरअसल, हम सभी के मन की स्थिति अलग-अलग होती है, यानि किसी में कम और किसी में ज्यादा मन की शक्ति होती है, वैसे ही जैसे हम सभी की शारीरिक शक्ति अलग-अलग होती है। इसी प्रकार किसी व्यक्ति का शरीर अगर मजबूत होता है, अर्थात् स्वस्थ होता है तो किसी भी बीमारी की हिम्मत नहीं कि वह शरीर पर कोई प्रभाव डाल सके। इसी प्रकार मन की शक्ति पर ही यह निर्भर करता है कि आने वाली घटना में हम कैसी प्रतिक्रिया देंगे। लोगों को यह नहीं भूलना चाहिए कि आपको जो कुछ मिला है, वह आपके कर्मों का फल है और कर्मों का आधार विचार होते हैं, तो अच्छे विचारों से ही हग अच्छा भाग्य बना सकते हैं।

दरअसल, हमें यह पता ही नहीं होता है कि हमारे कर्मों के पीछे एक पूरी प्रक्रिया चल रही होती है। किसी ने बहुत ही अच्छा कहा है कि किसी भी कार्य का निर्माण हमारे मन में ही होता है। कहने का अर्थ है कि जैसा हम देखते हैं, वह तुरंत हमारे दिमाग तक पहुँच कर असर डालता है। वहीं हमारी आँखें प्रतिक्रिया नहीं करतीं, बल्कि हम ही किसी दृश्य को देखकर प्रतिक्रिया करते हैं। हमें परमात्मा ने बहुत ही सुंदर उपहार तंत्रिका तंत्र के रूप में दिया है। आपने देखा होगा कि जब हम किसी भयानक दृश्य को देखते हैं तो हमारी आँखें उस दृश्य को तुरंत हमारे मस्तिष्क तक पहुँचाती हैं और फिर मस्तिष्क उस दृश्य को हमारी चैतन्य शक्ति एवं मन तक पहुँचा देता है तथा फिर हम अपने मस्तिष्क को इसकी प्रतिक्रिया देते हैं और फिर मस्तिष्क हमारे शरीर को प्रतिक्रिया करने को कहता है, तो यह एक ही विचार से उत्पन्न होने वाली प्रतिक्रिया है।

सभी जानते हैं कि एक ही विचार ने राजकुमार सिद्धार्थ को महात्मा बुद्ध बना दिया था। दरअसल, ये विचार ही हमारे जीवन का निर्माण करते हैं और हमारे भाग्य का आधार भी हमारे मन के विचार ही हैं। हमारे मन की स्थिरता का आधार भी विचार ही होते हैं कि हम किस बात में क्या प्रतिक्रिया दिखाते हैं, इसलिए आज जरूरत यह है कि हम मन को सकारात्मक विचार रूपी पौष्टिक आहार दें, क्योंकि हमारा शारीरिक स्वास्थ्य के साथ-साथ मानसिक स्वास्थ्य भी अच्छा होना चाहिए।

आज हालात ये हैं कि जब हम लोग काम करके थक जाते हैं तो टी वी देखकर या दोस्तों के साथ बाहर क्लब में जाकर मन-मस्तिष्क को ताजा करते हैं, लेकिन वास्तव में मन को ताजा करने के लिए एक ऐसी विधि होनी चाहिए, जिससे मन की गति धीमी रहे, क्योंकि जितने धीरे हमारे विचार चलेंगे, उतना ही हमारे अंदर मन की शक्ति का संचार होगा। ध्यान योग इसके लिए उत्तम साधन है।

अब सवाल उठता है कि हम मन को पौष्टिक आहार कैसे उपलब्ध कराएँ? इसके लिए हमें सबसे पहले यह समझना होगा कि हमारे मन की स्थिति क्या है? यदि मन अस्थिर है तो पहले उसे हमें सभी विचारों से मुक्ति देकर आराम देना होगा और तब ही हम सकारात्मक विचारों को उत्पन्न कर पाएँगे, इसलिए हमें सुबह-सुबह ही मन को सकारात्मक विचार देने चाहिए, इससे हमारा मन स्वस्थ रहेगा। वास्तव में ये सकारात्मक विचार ही मन के लिए पौष्टिक आहार होते हैं।

“विचार जब स्वभाव के साथ जुड़ता है, तब वह आचार बन जाता है।”

“स्वयं से लड़ो बाहरी दुश्मन से क्या लड़ना?
वह जो स्वयं पर विजय प्राप्त कर लेगा, उसे आनंद की प्राप्ति होगी।”

आपके और हमारे लिए शरीर के साथ उड़ना मुश्किल क्या नामुमकिन ही है, लेकिन हम अपने मन की उड़ान तो भर ही सकते हैं। मन की उड़ान सहज भी है। किसी ने बहुत अच्छा कहा है कि आप अपने जीवन में या तो बोझ में होंगे या फिर मौज में होंगे।

दरअसल, नकारात्मक विचार हमारे मन को बोझिल बना देते हैं, लेकिन सकारात्मक विचार हमारे मन को बिल्कुल स्वस्थ बना देते हैं। मन को स्वस्थ बनाने के लिए आपको ध्यान योग का सहारा लेना होगा, यह मन को स्वस्थ बनाने का सर्वोत्तम उपाय है।

🔥 **चलें अभ्यास की ओर**–इसके लिए लंबी गहरी साँस लेकर आँखों को बंद कर लीजिए, फिर मन में विचार प्रकट कीजिए कि मैं एक उड़ता हुआ पक्षी हूँ, मैं बहुत ही हल्का (भारहीन) हूँ। धरती पर तो सीमा है, लेकिन आकाश में नहीं, मैं एक पंछी की तरह उड़ रहा हूँ, शरीर के बंधन को तोड़कर मैं हल्का होकर उड़ता ही जा रहा हूँ, अब आप स्वयं से बातें करें कि मुझे इस शरीर को छोड़कर अपने प्यारे घर परमधाम जाना है। बस यही अभ्यास यदि आप दिन में 10-15 बार करें तो आप स्वयं को काफी हल्का महसूस करेंगे।

“अच्छे विचारों पर यदि आचरण न किया जाए,
तो वे अच्छे सपनों से बढ़कर नहीं।”

अभ्यास–IV

IV. मनोबल और सफलता का संबंध

“यदि मन और तन में संतुलन है,
तो जीवन में सफलता अवश्य मिलेगी।
हारता वही है, जो संतुलन खो देता है।”

अंतर्राष्ट्रीय वॉलीबॉल खिलाड़ी अरुणिमा सिन्हा को कौन नहीं जानता? वर्ष 2011 में उन्हें कुछ लुटेरों ने लूटपाट के दौरान चलती ट्रेन से नीचे फेंक दिया था, जिसमें उन्होंने अपना एक पैर गँवा दिया था, लेकिन उन्होंने तब भी अपना मनोबल यानि मन की शक्ति को नहीं खोया और आज वही अरुणिमा सिन्हा इस संसार की पहली विकलांग महिला बन चुकी हैं, जिन्होंने माउंट छंसेर कान्री की 21 हजार 110 फीट ऊँचाई की चढ़ाई चढ़कर एक नया विश्व रिकॉर्ड

बनाया है। यही मन की शक्ति का श्रेष्ठ उदाहरण है। इसके अलावा प्रसिद्ध क्रिकेटर युवराज सिंह को ही देख लीजिए, उन्होंने कैंसर जैसी भयानक बीमारी का डटकर मुकाबला किया है। उन्होंने भी यह सब अपने मन की शक्ति के द्वारा ही किया, तो हमारा कहना यही है कि यदि आपके मन में कुछ करने की इच्छा है तो सफलता आपके कदमों को चूमेगी। किसी ने कहा है कि—

'सफलता स्वयं चलकर नहीं आती, हमें उस तक पहुँचना पड़ता है', ठीक उसी प्रकार जैसे भगवान ने हर पक्षी के लिए भोजन की व्यवस्था तो की है, लेकिन उसके घोंसले में नहीं। अतः पक्षी को भी मनोबल के सहारे ही दूर-दूर से भोजन ढूँढ़ कर लाना होता है।

आज हम-आप सभी लोग सफल होना चाहते हैं, परंतु सफलता की परिभाषा हम सबके लिए अलग-अलग होती है। क्या आपने अपनी सफलता के बारे में सोचा है? आपके अनुसार सफलता क्या है?

दरअसल, आज हम सबका सफलता के बारे में केवल एक ही नजरिया होता है और वह यह है कि हम अपने जीवन में धन कमाने को ही सफलता कहते हैं, यानि जिसने, जितना ज्यादा धन कमाया है, उसको हम उतना ही अधिक सफल मान लेते हैं, लेकिन सिर्फ धन कमाने से ही सब कुछ नहीं मिल जाता, यह शायद कोई नहीं सोचता। असल में तो इससे शायद किसी को भी संतुष्टि हासिल नहीं होती है।

आपने देखा होगा कि बहुत से लोग अपने जीवन में धन-संपत्ति से तो बहुत संपन्न हो जाते हैं, लेकिन वे संबंधों में फेल हो जाते हैं। केवल यही नहीं अमेरिका जैसे धनाढ्य देश में भी लोगों के पास धन तो बहुत है, लेकिन वहाँ आत्महत्या की घटनाओं की संख्या बहुत अधिक है। इससे यही सिद्ध होता है कि मनुष्य को सही मायने में धन संतुष्ट नहीं कर सकता, बल्कि लोगों की वास्तविक आवश्यकता कुछ और ही होती है। दरअसल, सभी लोग सुख-शांति और प्यार ही चाहते हैं, लेकिन आज हालात ये हैं कि हम सब इन सुख-शांति और प्यार को पाने का साधन धन को ही समझते हैं, अर्थात् हमारी नजरों में धन ही हमें सुख-शांति और प्रेम दिला सकता है। वहीं कई लोग दूसरों को नियंत्रण में करने पर स्वयं को सफल समझते हैं। दरअसल, उन्हें दूसरों पर अधिकार जमाने में ही खुशी होती है।

जैसे-अंडरवर्ल्ड के लोग दूसरे लोगों से उनकी ही जिंदगी की कीमत वसूल करते हैं। ऐसे लोग सोचते हैं कि लोग हमारी मर्जी से ही जीएँगे और हमारी मर्जी से ही मरेंगे।

ये लोग इसी को अपनी सफलता मानते हैं। अतः हमारे कहने का तात्पर्य सिर्फ यही है कि सभी लोगों की अपनी-अपनी सफलता की परिभाषा होती है।

🧘 **चलें अभ्यास की ओर**—*शांत और एकांत स्थान में बैठकर कुछ देरी तक गहरी लंबी श्वास लें। मन के ठहराव होने पर संकल्प करें—"मेरा जन्म सफलता के लिए हुआ है, हजारों कष्ट, बाधाएं एवं विषम परिस्थितियाँ मेरी सफलता की सीढ़ी व प्रेरणा हैं, जिनके बिना मेरी सफलता अनुभवहीन होगी। मुझे कांटों में खिलते फूल के सदृश सौंदर्यपूर्ण जीवन चाहिए, क्योंकि कांटे ही फूल की महत्ता, जीवटता, सौंदर्य और मूल्य को बढ़ा देते हैं।"*

"प्रत्येक सफल व्यक्ति की एक दर्द भरी कहानी होती है..........
और प्रत्येक दर्द भरी कहानी का अंत सफलता से भरा होता है।"

V. शक्तिशाली मन बना देगा आपको धनवान

"अपने मन को आफत में मत डालो, ईश्वर में भरोसा रखो।"

बहुत सारे लोग हमारे पास आते हैं और पूछते हैं कि परिवार की सुविधाओं को जुटाने के लिए हम भरपूर मेहनत के बावजूद धन नहीं जुटा पाते हैं, क्या करें कि हम अमीर बन जाएँ?

अक्सर लोग ये भी पूछते हैं कि हम अपने शक्तिशाली मन से कैसे पवित्र धन इकट्ठा कर सकते हैं?

बहुत सारे लोगों का तो कहना होता है कि हमारे पास सिर्फ अपवित्र धन कमाने के कोई रास्ता नहीं है, हम क्या करें?

शायद आप सबने सुना होगा कि ब्रह्माकुमारीज में एक घोष अथवा स्लोगन है कि **"पवित्र मन से ही पवित्र भाग्य का निर्माण होता है"** अर्थात् जैसा हमारा मन होता है, वैसे ही हमारे कर्म होते हैं और जैसे हमारे कर्म होते हैं, वैसा ही हमारा भाग्य होता है।

इस प्रकार हमें पवित्र धन कमाने के लिए मन को पवित्र और शक्तिशाली बनाना ही पड़ेगा। हमें यह सबसे पहले समझना होगा कि हमें कभी भी धन कमाने के लिए गलत रास्ता नहीं अपनाना चाहिए, चाहे कितनी भी मजबूरी क्यों न हो?

संगति का मनोबल पर प्रभाव

"हमारा चरित्र कितना ही दृढ़ हो,
उस पर संगति का असर अवश्य पड़ता है।"

दरअसल हम जिन लोगों के साथ रहते हैं, उनका प्रभाव हमारे जीवन पर अवश्य ही पड़ता है।

उदाहरण के लिए–यदि आप आग के पास जाते हैं तो आपको उसकी गर्माहट का एहसास होता है और अगर पानी के पास जाते हैं तो उसकी शीतलता हमें अपना एहसास दिलाती है। आप यह तो जानते ही हैं कि विज्ञान का नियम कहता है कि ऊर्जा हमेशा ऊँचे स्तर से निम्न स्तर की ओर ही बहती है। इसी तरह हमारे कहने का तात्पर्य यह है कि हम जिस प्रकार के व्यक्ति का साथ करते हैं तो उसकी आदतों का प्रभाव भी हमारे ऊपर अवश्य पड़ता है। संत कबीर दास ने भी कहा है–

"कबिरा संगत साधु की, हरे और की व्याधि,
संगत बुरी असाधु की, आठों पहर उपाधि।"

अर्थात् संत कबीर ने इसमें यही संदेश दिया है कि अगर हम अच्छे साधु की संगत में रहते हैं, तो वह हमारी सभी बुराइयों को हर लेंगे, लेकिन यदि हम किसी असाधु की संगत करते हैं, तो हमारी हर समय आलोचना ही होगी। दरअसल, राजयोग में सत्संग का अर्थ यही समझाया जाता है कि श्रेष्ठ का संग करने से उसकी ऊर्जा हमारे भीतर स्थानांतरित हो जाती है, इसलिए

हमें भगवान का ही संग करना चाहिए ताकि उनके गुण, शक्तियाँ और खजाने हमारे अंदर भी आ जाएँ। यदि आप ऐसा करते हैं तो निश्चय ही आपका मनोबल बहुत अधिक बढ़ जाता है और आपको सच्ची सफलता मिलती है। इससे आप स्वयं भी संतुष्ट रहेंगे और दूसरों को भी संतुष्ट करेंगे। श्रीमद्भगवद् गीता में भगवान श्रीकृष्ण ने कहा है कि–

'सभी उदात्त कर्मों को छोड़कर बस भगवान (मुझ) में पूर्ण रूप से समर्पित हो जाओ, भगवान (मैं) तुम्हें सभी पापों से मुक्ति दिला देंगे, शोक मत करो।'

"जो व्यक्ति आध्यात्मिक जागरूकता के शिखर पर पहुँच चुके हैं, उनका मार्ग निःस्वार्थ कर्म है और जो भगवान के साथ संयोजित हो चुके हैं उनका मार्ग स्थिरता एवं शांति है।"

नदी जैसा निर्मल रखें मन

"एक अच्छा मन और अच्छा दिमाग हमेशा एक अजेय संयोजन होते हैं।"

अब तक आपने इस पुस्तक में पढ़ा है कि हमारा मन ही हमारे जीवन का संचालन करता है और जब तक मन में शांति और अच्छे विचार उत्पन्न नहीं होते, तब तक मन की शक्ति भी कम ही होती है। दरअसल, हमारा मन जब तक शांत नहीं होगा, हम अपने जीवन को सफल नहीं बना पाएँगे। अतः हमें अपने मन को शांत और शक्ति से युक्त बनाने के लिए हमें अपने अंदर यह विचार उत्पन्न करने होंगे कि हम नदी के समान निर्मल हैं और जैसे नदी अपने रास्ते में आने वाली समस्त बाधाओं को पार करती हुई अपने गंतव्य स्थल समुद्र तक पहुँच जाती है, वैसे ही हम भी एक शक्तिशाली और निर्मल चैतन्य शक्ति हैं तथा अपने परम लक्ष्य को अवश्य प्राप्त करेंगे। किसी ने कहा है–

"शांत मन वाले व्यक्ति को कोई नुकसान नहीं पहुँचा सकता।"

अपने मन को निर्मल बनाने के लिए ध्यान योग एक बेहतर तकनीक है।

🧘 **चलें अभ्यास की ओर**–इसके लिए सबसे पहले अपनी आँखें बंद करके लंबी-गहरी साँस लीजिए, फिर विचार कीजिए कि मैं एक संपूर्ण रूप से शक्तिशाली आत्मा हूँ, मुझे स्वयं भगवान ने यहाँ भेजा है, मेरा मनोबल भी बहुत शक्तिशाली है। मैं संपूर्ण रूप से स्वतंत्र हूँ और सभी चिंताओं से मुक्त हूँ। मैं बहुत हल्का महसूस कर रहा हूँ। मेरे सारे बोझ स्वयं परमात्मा ने ले लिए हैं।

"यदि तुम अपने विचारों और उद्देश्य को एक रखोगे तो तुम सर्वोच्च लक्ष्य को प्राप्त करोगे।"

VI. आत्मबल ही वास्तविक बल

"कमजोर केवल इच्छा करते हैं, जबकि महान लोगों में इच्छाशक्ति होती है।"

अब तक हमने मन की शक्ति और संगति का हमारे ऊपर प्रभाव की चर्चा की है। हम सब जानते हैं कि कोई कार्य हम तभी कर सकते हैं, जबकि उस कार्य को करने की हम में इच्छाशक्ति होगी, अर्थात् हम में आत्मबल होगा। सबसे पहले हमें यह जानना होगा कि आखिर आत्मबल है क्या?

दरअसल, आत्मबल एक ऐसा गुण होता है, जो हमारे अंदर पुरुषार्थ को जगाता है। किसी ने कहा है कि "लक्ष्य को पूरा करने के लिए अपनी समस्त शक्तियों द्वारा परिश्रम करना ही पुरुषार्थ है।" अतः यदि हमें सफल होना है तो हमें पुरुषार्थ करना ही होगा, और यह तभी संभव होगा, जब हमारे अंदर आत्मबल होगा। यह आत्मबल ही होता है, जो हमें अलग-अलग विकट परिस्थितियों एवं विघ्नों से बाहर निकाल लाता है। आपने यह अवश्य ही महसूस किया होगा कि जब हमें कोई भी सहायता नहीं देता है, तो हमारा आत्मबल ही हमें सहारा देता है। अब सवाल यह उठता है कि वर्तमान परिस्थितियों में ऐसी कौन-सी बातें हैं, जो हमारे अंदर के मनोबल (आत्मबल) को प्रभावित करती हैं?

दरअसल, मनोबल का आधार गुण ही होते हैं। आपने देखा होगा कि हम-आप जिन भी लोगों को (इतिहास में) याद करते हैं, तो यह उनके गुणों का ही प्रभाव है कि हम उन्हें याद करते हैं। इन ऐतिहासिक लोगों में ऐसे गुण थे, जिनके कारण वे लोग इतने महान बन गए कि जीवन के दौरान महान कहलाने के साथ-साथ उनकी मृत्यु के बाद भी लोग उन्हें महान कहते हैं। स्वामी विवेकानंद, महात्मा गाँधी एवं महर्षि दयानंद जैसी हस्तियों को लोग उनके गुणों के कारण आज भी याद करते हैं।

हमारा कहने का तात्पर्य यह है कि हमारा लक्ष्य हमेशा यह होना चाहिए कि हमारा जीवन दूसरे लोगों को न केवल प्रेरणा देने वाला हो, बल्कि अन्य लोगों को संतुष्ट भी करे। अतः आपको हमेशा अपने मन में यह विचार उत्पन्न करना चाहिए कि हमें ऐसा कार्य करना चाहिए, जिससे सभी हमसे संतुष्ट रहें। वास्तव में देखा जाए तो महान व्यक्तियों का मनोबल इतना अधिक स्थिर होता है कि प्रतिकूल परिस्थितियों में भी वे चट्टान की भाँति स्थिर खड़े रहते हैं।

"मैं एक आशावादी होने का अपना ही रूपांतर बन गया हूँ, यदि मैं एक दरवाजे से नहीं जा पाता, तो दूसरे से जाऊँगा या एक नया दरवाजा बनाऊँगा, अतः वर्तमान चाहे जितना अंधकारमय हो कुछ शानदार आएगा ही आएगा।"

स्वतंत्रता मनोबल का आधार है

"मनोबल वह कल्पवृक्ष है, जो आपको हर वह वस्तु दे सकता है, जिसकी आप कल्पना करते हैं।"

हमें बहुत सारे लोग मिलते हैं, जो हमसे पूछते हैं कि मनोबल बढ़ाने के लिए हमें क्या करना चाहिए? या फिर लोग अक्सर पूछते हैं कि क्या हमें मनोबल बढ़ाने के लिए स्वतंत्र रहना चाहिए?

दरअसल, यह बिल्कुल सत्य है कि हमारी स्वतंत्रता हमारे अंदर मनोबल को बढ़ाती है। आपने देखा होगा कि पानी अपना रास्ता खुद बना लेता है, क्योंकि उसके अंदर सागर से मिलने की दृढ़ इच्छाशक्ति होती है, इसीलिए वह निरंतर स्वयं अपना रास्ता बनाता जाता है।

हमारे कहने का अर्थ यही है कि मनोबल ही हमें सफल बनाता है। वहीं मनोबल कमजोर होने का कारण केवल यह डर ही होता है कि "पता नहीं" हम फलाना कार्य करने में सफल भी होंगे या नहीं, इसी कारण कमजोर मनोबल वाले व्यक्ति जितनी बार अलग-अलग व्यक्तियों से मिलते हैं, उतनी ही बार अपने फैसले बदल लेते हैं।

दरअसल, जब हमारी इच्छाशक्ति ही प्रबल नहीं है तो हम कैसे जीत सकते हैं?

वास्तव में देखा जाए तो हमारी असफलता का कारण हमारे खुद के संस्कार भी होते हैं। आपने देखा होगा कि किसी व्यक्ति में मीठा बोलने के संस्कार होते हैं तो किसी में सहयोग देने का संस्कार मिलता है और ऐसे व्यक्तियों की तरफ आपने देखा होगा कि हम सब स्वयं ही आकर्षित हो जाते हैं, वहीं दूसरी ओर कई लोगों में चालाकी के संस्कार होते हैं। ऐसे लोग किसी भी कीमत पर सफलता प्राप्त करने पर उतारू हो जाते हैं, लेकिन वह उनकी सच्ची सफलता नहीं मानी जाती है।

इसका एक उदाहरण हमें सम्राट अशोक के शासनकाल से मिलता है, वह यह कि जब सम्राट अशोक ने कलिंग का युद्ध जीतने के बाद रणभूमि का दौरा किया तो उसको, युद्ध में मारे गए सैनिकों की विधवाओं ने कहा कि 'राजा तुमने हमारे शाप' को जीता है। वहीं अनगिनत सैनिकों के मृत शरीरों को देखकर सम्राट अशोक का ऐसा हृदय परिवर्तन हुआ कि उसने युद्ध लड़ना छोड़ कर बौद्ध धर्म अपनाया और शांति के मार्ग पर चलने लगा। देखा आपने! दरअसल, हमारी सफलता नैतिक मूल्यों पर आधारित होनी चाहिए, न कि अनैतिकता पर, इसलिए हम आपसे यही कहेंगे कि आपका उद्देश्य केवल पैसा कमाना ही नहीं होना चाहिए, बल्कि आपको दूसरों की दुआओं को भी कमाना चाहिए, क्योंकि ये दुआएँ ही हमारे साथ मरने के बाद भी भगवान के घर तक जाएँगी।

चलें अभ्यास की ओर—*ध्यान की अवस्था में बैठ जाएँ, आत्मशक्ति एवं स्वतंत्र मनोबल की तरंगों को अपने हृदय में प्रवाहित होता हुआ महसूस करें, संकल्प लें - मैं पूर्ण समर्थ हूँ, पूर्ण स्वतंत्र। मेरी समग्रता का विकास मेरी इच्छाशक्ति और कठोर पुरुषार्थ में फलित होगा। मैं स्वयं के लिए प्रेरणा, संकल्प और पुरुषार्थ रूप हूँ। मेरी आत्मनिर्भरता ही मेरे विकास का बीज है। कोई विषमता इस बीज को अंकुरित होने से नहीं रोक पाएगी। निश्चित मैं एक दिन वटवृक्ष के समान विशाल और वैभवपूर्ण हो जाऊँगा।*

"कुल के लिए व्यक्ति का, गाँव के लिए कुल का, देश के लिए गाँव का तथा आत्मा के लिए देश तक का त्याग कर देना चाहिए।"

VII. लक्ष्य तक कैसे पहुँचें?

"अपने लक्ष्य का एक लक्ष्य बनाओ और इसके बाद अपना सारा शारीरिक और मानसिक बल जो ईश्वर ने तुम्हें दिया है, उसमें लगा दो।"

हम सभी के जीवन में लक्ष्य होता है, जिसको प्राप्त करने के लिए हम निरंतर प्रयास करते रहते हैं, लेकिन वास्तव में हम अपने लक्ष्य को प्राप्त कैसे करें? यह प्रश्न महत्त्वपूर्ण है।

दरअसल, जब हम लक्ष्य की बात करते हैं, तो सबसे पहले यही बात उठती है कि हम लक्ष्य तभी प्राप्त कर सकते हैं, जब हम उसे प्राप्त करने के लिए एकाग्रता से प्रयास करते हैं। अब जब हम एकाग्रता की बात उठाते हैं तो हमें पहले यह भी जानना होगा कि हमारा मन किसी विषय-वस्तु पर केंद्रित क्यों नहीं कर पाता है?

एक बहुत सीधी-सी बात है कि जब हमारे मन में बहुत सारे विचार एक साथ उमड़ रहे होते हैं तो हमारे लिए अपने मन को एकाग्र करना कठिन हो जाता है। अतः कहने का अर्थ यह है कि मन की शक्ति पर ही एकाग्रता की शक्ति निर्भर होगी, यानि जितनी ज्यादा हमारी मन की शक्ति होगी, उतनी ही ज्यादा हमारी एकाग्रता होगी।

इसे विडंबना ही कहेंगे कि आज बहुत सारे लोग अपनी शक्तियों को बातों में ही नष्ट कर देते हैं, जिससे अपने लक्ष्य प्राप्त करने के लिए उनके पास शक्ति ही नहीं बचती है, क्योंकि वे कोई कार्य कर ही नहीं पाते हैं। आज बहुत जरूरी है कि हमें अपनी शक्ति को बचाना होगा; बचत भी तो एक तरह की कमाई ही है। अब यदि आपको शांति की शक्ति को बढ़ाना है तो इसके लिए आपको मन का मौन तथा जुबान का मौन धारण करना जरूरी है, क्योंकि मुख के मौन से शारीरिक ऊर्जा बचती है तथा मन के मौन से मन शक्तिशाली बन जाता है।

"ध्यान केंद्रित कर कठिन परिश्रम करना ही लक्ष्य प्राप्ति की असली चाबी है......"

मौन में छुपी है शक्ति

"एक अर्थपूर्ण मौन ज्यादा बेहतर है, एक अर्थहीन संवाद से।"

आपने बहुत से लोग देखे होंगे जो कहते हैं कि हम मौन नहीं रह सकते, यह हमारे बस में नहीं है, क्या मुख का मौन संभव है? ऐसे ढेरों सवाल हमारे सामने अक्सर आते रहते हैं।

जब हम मौन की बात करते हैं, तो अक्सर लोग यही कहते हैं कि हम क्या करें कि मौन रह सकें, यह तो संभव ही नहीं है। दरअसल होता यह है कि आज लोगों को बातें करने में ही आनंद आता है और सुख मिलता है, इसीलिए मौन रहना उन्हें नामुमकिन लगता है और वे कहते हैं, मौन रहना हमारे लिए संभव नहीं है। आपने देखा होगा कि यह मानवीय प्रकृति है कि जिन चीजों से मानव को लाभ होता है, मानव उन चीजों को अवश्य अपनाता है। यही स्थिति यहाँ

भी है कि यदि लोगों को यह पता लग जाए कि मौन रहने से उन्हें शक्ति प्राप्त होती है, तो वे उसे जरूर अपनाएँगे। अतः हम सबको यह समझ लेना चाहिए कि यदि बोलना चाँदी है, तो मौन रहना सोने (स्वर्ण) के समान है।

महात्मा गाँधी ने भी कहा है कि **'बोलना कला है, लेकिन मौन रहना उससे भी बड़ी कला है।'** आपने देखा होगा कि इतिहास में जितने भी महान व्यक्ति हुए हैं, वे सभी लोग रिजर्व (अपने में ही) होकर रहते थे, अर्थात् वे किसी से ज्यादा नाता नहीं रखते थे, यानि वे व्यर्थ की बातें न करते हुए पूरी एकाग्रता से अपने कृत्यों को अंजाम देते थे। हमारे कहने का तात्पर्य यही है कि हमें स्वयं की शक्ति बढ़ाने के लिए मौन रहना चाहिए।

"शक्ति ही जीवन है, परम सुख है, जीवन अजर-अमर है।"

आइए एकाग्र हों।

"यदि जीवन में बुद्धिमानी की कोई बात है तो वह एकाग्रता है।"

कई लोग हमसे पूछते हैं कि क्या एकाग्रता बढ़ाने के लिए हमें चुप होकर बैठ जाना चाहिए?

हम बता देना चाहेंगे चुप होकर बैठने से ही एकाग्रता नहीं बढ़ती। मौन का अर्थ यह कतई नहीं होता कि कोई कार्य नहीं करना है; बल्कि इसका वास्तविक अर्थ है कि हमें फालतू के कार्य को विराम देना है। अतः एकाग्रता बढ़ाने के लिए मुख के मौन के साथ हमें मन का मौन भी धारण करना जरूरी होता है, क्योंकि यदि हम मन से मौन नहीं होंगे तो हमें पुरानी स्मृतियाँ याद आने लगेंगी, क्योंकि यह मानवीय प्रकृति है कि हम कभी भी मन-मस्तिष्क से खाली रह ही नहीं सकते। अतः एकाग्रता के लिए हमें न तो व्यर्थ की बातें सोचनी चाहिए और न ही बोलनी चाहिए, क्योंकि इसी से तो हमारी एकाग्रता बढ़ती है।

अब सवाल यह उठता है कि हम योग के आधार पर कैसे अपनी एकाग्रता को बढ़ाएँ? दरअसल, जब हम अपनी सारी एकाग्रता किसी बात पर केंद्रित कर देते हैं तो वह बात सिद्ध हो जाती है।

🙏 **चलें अभ्यास की ओर**—योग के माध्यम से एकाग्रता बढ़ाने के लिए सबसे पहले आँखें बंद करके लंबी-गहरी साँस लीजिए, फिर अपने मन में विचार उत्पन्न कीजिए कि मैं एक विश्व परिवर्तक आत्मा हूँ, मुझे सबसे पहले स्वयं में परिवर्तन करना होगा, तब ही विश्व परिवर्तित होगा। अब आप स्वयं से बातें कीजिए कि मैं जिम्मेदार नहीं हूँ, बल्कि स्वयं भगवान मेरी मदद करते हैं। मुझ पर भगवान की किरणें पड़ रही हैं। उन्होंने ही मुझे 'विजयी भव' का वरदान दिया है, अतः सफलता मेरा जन्मसिद्ध अधिकार है।

"चित्त की एकाग्रता योग की समाप्ति नहीं है,
वहाँ से योग की शुरुआत है।"

✦ ✦ ✦